KB122602

약 안 쓰고 건강을 지키는
자연약

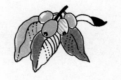

모리타 아쓰코 지음 | 홍주영 옮김

머리말

아이치 현 요도미반도의 시골 마을에서 자란 내게 식물은 '친숙한 약'이었다. 넘어져서 상처가 나면 알로에를 붙이고 부딪혀 멍이 들거나 부었을 때는 토란을 가루 내 물에 갠 다음 쑥 진액을 넣어 습포제를 만들어 사용했다. 어릴 적에는 늘 쑥이나 비파 잎을 따서 말려 사용하곤 했다. 우리 가족에게 집 앞뜰이나 들판은 약국이나 다름없었다.

대학 졸업 후 도쿄에 올라온 나는 항공회사 객실승무원으로 일하면서 불규칙한 생활과 스트레스에 시달렸다. 결국 입사한 지 2년 만에 먼지 알레르기성 기관지 천식으로 어쩔 수 없이 휴직하고 말았다. 게다가 아토피성 피부염까지 생겨서 스테로이드제와 기관지 확장제를 달고 사는 날이 이어졌다. 여러 가지 이유 때문에 스테로이드제를 어린이에게 사용하는 것은 바람직하지 않다는 의사의 권고가 나오던 무렵이었다. 이렇게 되니 나는 정신적으로 궁지에 몰려 말이 나오지 않는 증상까지 생겼다. 마음과 몸이 보이지 않는 실로 이어져 있음을 실감한 귀중한 경험이었다. 앞으로 어떻게 살아가야 할지에 대해 미숙하나마 근본적으로 고민한 끝에 프랑스 친구가 알려준 식물요법(피토테라피)을 배우기로 결심했다.

식물요법으로 몸과 마음이 건강해지다

1993년, 나는 5년간 일해온 회사를 그만두고 프랑스로 건너가 파리13대학에서 식물요법을 공부하기 시작했다. 파리13대학은 식물요법을 의약학부 내에서 자연요법학으로 배울 수 있는 몇 안 되는 곳이었다. 그곳에서는 지식을 가르치는 것뿐만 아니라 인간의 마음이 신체에 영향을 미친다는 통합적인 관점에서 식물과 약초를 하나의 치료법으로 보고 임상의료를 실시했다. 그리고 2013년에 나는 다시 배움의 기회를 얻었다. 유럽에서는 식물 연구가 해마다 과학적으로 진보하고 있어 지금도 공부를 계속하고 있으니 평생에 걸쳐서 배워나가야 하는 과정일지도 모른다는 생각이 든다.

프랑스인들은 몸 상태가 안 좋을 때 가장 먼저 '에르보리스테리아(Herboristerie)'라는 허브약국에 들른다. '에르보리스테리아'에서 식물요법사에게 자신의 증상에 대해 상담한 다음 허브와 팅크를 구입하여 자연치유력을 높여나가는 것이다.

나는 프랑스에서 본격적으로 식물요법을 공부하면서부터 어린 시절에 당연하게 여겼던 식물의 강력한 힘과 효능을 실감하게 되었다. 또 식물의 힘으로 건강을 유지하는 지혜가 프랑스뿐만 아니라 일본에도 오랫동안 있어왔다는 것을 깨달았다.

그리고 1996년에 귀국하여 할아버지를 간병하면서부터 일본 요양시설에서 식물요법을 활용할 수 없을까 궁리하기 시작했다. 식물요법은 하루 종일 누워서 지내는 노인들에게 고질인 통증이나 부종, 욕창에 아주 효과적이다.

　그러나 식물요법은 당시 일본에 별로 알려지지 않은 상황이었다. 그래서 나는 식물의 화학적 연구에 대한 필요성을 느끼고 신슈대학 농학부 교수를 찾아가 공동 연구를 시작했다. 그리고 그의 소개로 오사카대학 공학부에서 식물 바이오에 대해 연구한 끝에 2003년 '일본바이오벤처대상' 중 '긴키바이오인더스트리상'이라는 큰 상을 수상하는 결실을 이루었다. 당시는 바이오라고 하면 재생의료나 신약·의약 제조가 중심이었는데 나는 인간이 결코 만들어낼 수 없는 식물의 고유한 성분과 작용, 구조를 연구 주제로 삼았고 긴키바이오인더스트리상을 수상을 계기로 활동의 폭을 넓혀갔다.

연구에 종사하던 중 42세에 임신하다

　2007년 가을, 또 하나의 놀라운 일이 벌어졌다. 나는 일찍이 임신과 출산이 어렵다는 선고를 받았다. 그런데 일상생활에 식물요법을 활용하면서부터 체질이 개선되어 42세에 임신하고, 이듬해 여름에 출산하게 된 것이다. 임신 중에 교원병(膠原病)의 일종인 홍반성 낭창에 시달린 적도 있지만 그런 경험을 통해 심신의 건강이 얼마나 중요한지를 새삼 깨닫게 되었다.

내 마음이 건강하지 않을 때에는 타인에게 상냥하게 대할 수 없었다. 열의와 활력을 갖고 대하려는 의욕이 일어나지 않았던 것이다. 반대로 통증이 낫고 몸을 따뜻하게 유지하게 되자 타인을 기쁘게 하는 것이 내게도 행복한 일임을 실감하고 더욱 노력할 수 있었다. 그러자 매일의 일상이 즐거워졌다.

내가 프랑스에서 배운 또 한 가지는 식물요법의 근본이 일본에도 있다는 사실이다. 일본인은 '쌀 한 톨에도 신이 깃들어 있다'고 할 정도로 자연을 경외하는 마음을 갖고 있고 어디에나 합장하는 습관이 있다. 바로 이것이 식물요법의 기본 철학이다. 된장이나 간장처럼 일본이 자랑하는 발효식품에도, 채소와 곡물의 식재료 속에도 놀라운 힘이 담겨 있다.

이 책에는 우리 생활의 모든 면에서 쉽게 활용할 수 있는 지혜가 가득 담겨 있다. 나 자신의 건강과 아름다움을 이끌어내고 나아가 가족과 친구, 주위 사람들에게 도움이 되기를 진심으로 바란다.

식물의 힘은 엄청나다!

식물의 은혜를 누리자

식물은 뿌리에서 흡수한 물과 영양소, 그리고 이산화탄소를 재료로 햇빛을 받아 당을 생성한다(광합성). 이는 인간에게는 도저히 불가능한 과학이다. 환경이 혹독해지면 식물은 스스로 약을 만들어낸다. 식물들이 역경을 딛고 건강하게 살아가는 구조는 싹을 틔워 잎을 내고 꽃을 피우고 열매를 만들며 생명을 대대로 이어나가는 강인함으로 단순하게 나타난다. 그 결과 광합성을 통해 만들어내는 수많은 성분은 우리를 지탱해주는 영양소와 약으로 완성된다.

이 책에는 여러 가지 성분의 이름이 등장한다. 예를 들어 식물 성분으로 잘 알려진 '폴리페놀'이 있다. 사람들은 흔히 폴리페놀을 적포도주에 들어 있는 항산화물질이라고 생각하지만 폴리페놀은 한 가지 성분만 있는 것이 아니라 이소플라본, 플라보노이드, 카테킨이라고 하는 5,000종류도 넘는 성분을 아울러 일컫는 말이다. 이들은 모두 식물이 스스로를 지키기 위한 항균물질이거나 향기성분이다.

성분 하나하나의 약리 효과가 아직 과학적으로 모두 입증되지는 않았지만 몇몇 성분은 우리의 건강과 미용에 유효하다고 알려져 있다.

인간도 자연의 일부이고 순환하는 대자연 속에서 살아가고 있다. 식물이 만들어내는 '자연약'에 고마워하며 그 혜택을 마음껏 누려보자.

식물의 놀라운 작용

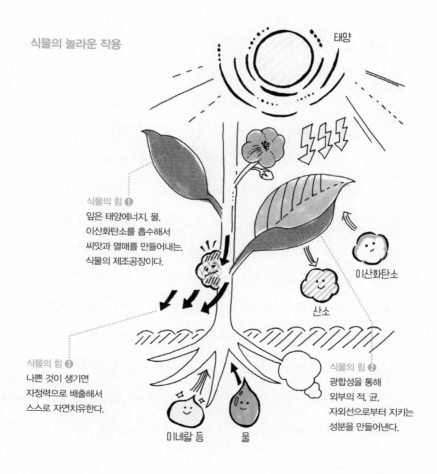

태양

식물의 힘 ❶
잎은 태양에너지, 물,
이산화탄소를 흡수해서
씨앗과 열매를 만들어내는,
식물의 제조공장이다.

이산화탄소

산소

식물의 힘 ❸
나쁜 것이 생기면
자정력으로 배출해서
스스로 자연치유한다.

식물의 힘 ❷
광합성을 통해
외부의 적, 균,
자외선으로부터 지키는
성분을 만들어낸다.

미네랄 등

물

건강에 이상 증상이 생길 때에는
먼저 식물의 힘을

식물의 힘으로 병을 극복하다

현재 나는 '르보아 피토테라피 스쿨'에서 식물요법을 가르치고
있다. 어느 날 건강이 나빠져서 호르몬 균형이 무너진 20대 여성이
찾아왔다. 모발이 푸석푸석하고 피부도 건조한데다 눈 밑에 다크서
클까지 있어서 제 나이보다 훨씬 더 들어 보이는 인상의 여성이었다.
그녀는 생리도 멎어 있고 불면과 냉증도 심각한 수준이라고 했다. 젊
은 갱년기 같은 증상에 괴로워하던 끝에 우리 스쿨을 찾아온 것이다.

그녀는 식사를 개선하고 허브를 일상에 도입하고부터 완전히 건
강을 회복하였고 이제는 우리 스태프로 일하고 있다. 해외 출장도 거
뜬히 해내는 바쁜 나날 속에 언제나 눈을 반짝반짝하며 일을 즐기고
있다. 물론 생리도 다시 시작하였고 심신 모두 건강해졌다.

식물의 힘이란 이토록 크다. 허브뿐만 아니라 전통적으로 전해
내려오는 한방도 놀라운 위력을 지니고 있다. 약국이나 병원에 가기

전에 먼저 식물의 힘을 이용해보자.

매일 하는 식사부터 여성 특유의 질환까지

식물요법이라고 하면 보통 허브티나 아로마테라피를 떠올리기 쉽다. 하지만 우리가 나날이 먹는 친숙한 곡물과 야채, 과일, 허브 등도 식물의 힘이라는 혜택을 누릴 수 있기에 이들을 먹는 것도 엄연한 식물요법이다. 일상적으로 접하는 식재료에도 자연 치유력을 높이고 몸 상태를 개선시켜주는 성분이 가득 담겨 있다. 그러므로 매일 먹는 식사도 '자연약'인 셈이다.

왜 몸 상태가 안 좋을 때 우메보시를 먹을까? 왜 토란 가루를 습포로 만들어 사용할까? 이처럼 우리 주변의 식재료를 활용한 '할머니의 지혜'도 이 책에는 많이 등장한다. '자연약'은 식물이 스스로의 생명을 이어나가기 위해 만들어낸 성분을 활용한 것이다.

특히 여성이 식물요법의 지혜를 많이 알아두었으면 한다. 임신과 출산은 물론 부모의 간병에 이르기까지 가족의 건강관리를 위해 여성은 많은 몫을 담당하고 있다. 무엇보다 자신의 건강을 지키기 위해서라도 과학적으로 올바른 지혜와 지식을 매일의 식생활에 활용하자. 식물요법에는 그런 지혜가 가득하다.

차례

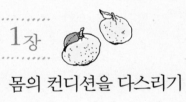

1장

몸의 컨디션을 다스리기

2장

여성 특유의 증상

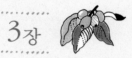

3장

마음의 컨디션을 다스리기

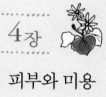

4장

피부와 미용

자연약의 기초 지식

허브를 효과적으로 흡수하는 방법

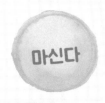
마신다

가장 간단한 방법은 '마시기'이다. 마시면 허브의 성분을 체내에 직접 흡수하기에 약리 효과도 뛰어나다. 특히 허브티는 카페에서도 쉽게 접할 수 있는 친근한 음료가 된 지 오래다. 유럽이나 미국에서는 간편하게 마실 수 있는 팅크제나 정제도 일반적으로 판매한다. 이를 일본에서는 그다지 취급하지 않지만 구입 가능한 제품이 조금씩 늘어나고 있다. 또 유럽에서는 에센셜 오일(17페이지 참조)을 알약에 몇 방울 묻혀서 복용하기도 하지만 일본에서는 아직까지 일반적이지 않다.

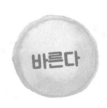
바른다

아로마테라피에서 에센셜 오일이 일반적으로 쓰이기 시작하면서 '바르는' 처방도 친숙한 방법이 되었다. 바를 수 있는 자연약에는 시중에서 판매하는 에센셜 오일을 혼합한 오일도 있고 에센셜 오일을 배합한 크림이나 밤(balm)도 있다. 경피 흡수라고 해서 몸에 바르면 에센셜 오일 성분이 피부로 스며들어 혈액까지 도달하여 효과를 발휘한다. 효과를 얻고 싶은 에센셜 오일을 골라 베이스 오일에 섞어서 자신만의 마사지 오일을 만들 것을 권한다. 입욕제도 직접 만들 수 있다.

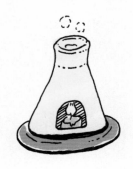

향을
맡는다

'향을 맡는 것'도 식물 성분을 흡수하는 효과적인 방법의 하나로 우리의 몸과 마음에 큰 영향을 준다. 에센셜 오일의 향이 코로 들어가면 향기 성분인 작은 분자가 코 속에 있는 냄새세포에 포착되어 전기신호로 뇌에 전달된다. 이 전기신호는 뇌의 시상하부라는 자율신경과 호르몬 분비를 조정하는 장소에 전해져서 진정 작용과 최음 작용 등의 생리 활성을 일으킨다. 마사지하면서 에센셜 오일의 향을 맡는 방법도 좋고 아로마 포트를 가열하여 뜨거운 물에 우려내어 뜨거운 김으로 나오는 향을 맡는 방법도 활용할 수 있다.

식물의 힘을 흡수하는 여러 가지 형태

허브티란?

허브티는 일반적으로 식물의 잎과 꽃과 뿌리를 말려 잘게 썰어서 뜨거운 물에 우려내는 것으로 프랑스에서 티잔느(tisane)라고 일컫는다. 허브티로 마시면 수용성 유효성분을 섭취할 수 있다.

> **이점** | 차로 직접 마시므로 허브의 유효성분과 비타민, 미네랄 등을 손쉽게 흡수할 수 있다.

팅크란?

허브를 알코올이나 글리세린에 적셔서 성분을 침출시킨 액체를 말하며 프랑스어로 탱튀르메르(teinture-mère)라고 한다. 수용성과 지용성의 두 가지 성분을 추출할 수 있다.

> **이점** | 정해진 양의 팅크를 냉수나 온수에 타서 마시면 되므로 섭취가 간편하다.

정제란?

허브 성분을 일정한 형태로 압축해서 간편하게 먹을 수 있게 만든

것으로 건강보조식품 같은 정제가 그 예다. 식물성 오일을 젤 캡슐에
봉입한 것도 있다.

이점 | 맛에 상관없이 섭취 방법이 가장 간편하다.

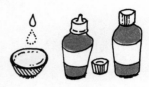

에센셜 오일이란?

에센셜 오일(essential oil; 정유)은 아로마테라피라는 이름 아래 판매되는
것을 가리킨다. 수증기 증류법이나 압착법 등으로 성분을 추출한다. 오
일이므로 지용성 유효성분도 흡수 가능하다. 똑같은 식물이라도 허브
티와는 다른 부위를 사용하기도 하는데 그때에는 효용도 다르다.

이점 | 장기 보존이 비교적 가능하고 마사지에 사용하거나 향기를 맡는 등
다양한 방법으로 사용된다.

표기 참조

- **(허브)** 허브티와 팅크로 섭취하는 경우임
- **(에센셜 오일)** 에센셜 오일(정유)을 사용하는 경우임
- **(오일)** 에센셜 오일 이외의 오일인 경우임
- 아무것도 씌어 있지 않으면 채소나 과일 등 식재료로 섭취하는 것을 가
  리킨다. 똑같은 식물도 추출하는 부위에 따라 효과가 다르므로 용도에
  맞게 활용하자.
- 식물을 다르게 부르는 경우는 '페퍼민트(박하)'와 같이 ( )로 표기했다.

자연약의 기초 지식

허브티를 효과적으로 마시려면

티 포트를 사용하기

거름망이 있는 티 포트를 데운 뒤 말린 허브를 넣는다. 허브의 양은
물 $200ml$ 당 1큰술 정도가 기준이다. 여러 가지 허브를 혼합하는 경
우에는 허브의 총량을 기준량으로 잡는다. 뜨거운 물을 붓고 뚜껑을
닫은 뒤 $10\sim12$분 정도 우려낸다.

이 방법을 '앵퓌지옹(infusion)'이라 하는데 식물의 잎이나 꽃잎을 우
려내는 허브티의 경우에는 포트에 넣는 것이 좋다. 끓여서 우려내지
않아도 유효성분이 충분히 추출된다. 가장 대중적이고 손쉬운 추출
방법이다.

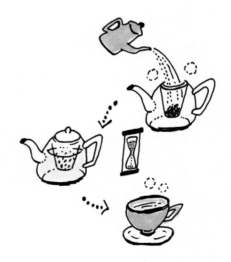

냄비를 사용하기

냄비에 물과 말린 허브를 넣고 가열한다. 바르르 끓
지 않을 만큼 온도를 유지하면서 5~10분 정도 취
향에 맞는 농도가 될 때까지 끓인다. 그리고 차 거
름망을 써서 잔에 따른다.

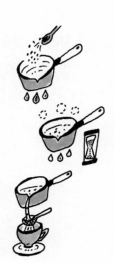

냄비에 끓여내는 방법을 '데콕시옹(decoction)'이라
하며 식물의 뿌리를 사용한 허브티에 적합하다. 또
탕약처럼 진한 성분을 추출하고자 할 때에도 좋다.

물에 우려내기

말린 허브를 상온의 물에 넣고 뚜껑을 덮은 다음 6~8시간 둔다. 허
브에 따라서는 적합하지 않은 것도 있지만 발레리안이나 리코리스
등은 이 방법도 좋다.

신선한 허브를 사용하기

말리지 않은 생엽 허브를 데운 포트에 넣고 뜨거운 물을 붓는다. 뚜
껑을 덮고 3분 정도 우려서 잔에 따르면 신선한 향을 즐길 수 있다.
다만 유효성분은 말린 허브에 응축되어 있으므로 약효를 얻고자 한
다면 말린 허브를 사용하는 것이 좋다.

에센셜 오일을 효과적으로 사용하려면

질 좋은 것을 고른다

최근에는 편집숍 등 많은 곳에서 아로마 오일이
시판되고 있을 정도로 가격과 품질도 천차만별이
다. 가급적 학명과 원산지, 추출 방법이 명기된 제
품을 선택한다. 특히 피부에 사용하는 경우에는
유의한다.

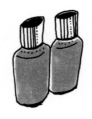

마사지에는 베이스 오일과 혼합한다

대부분의 에센셜 오일은 그 자체만을 그대로 피부에 바르기에는 적

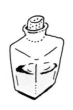

합하지 않으며 일반적으로 마사지용 베이스 오일이
되는 식물성 오일에 에센셜 오일을 몇 방울 떨어뜨려
사용한다. 혼합 방법과 베이스 오일의 종류는 22페이
지를 참조하기 바란다.

아로마포트로 향을 피운다

'향을 피우는' 방법으로 가장 좋은 것이 아로마포트이다. 그릇에 물

을 담고 원하는 향의 에센셜 오일을 몇 방
울 떨어뜨린 다음 아래서부터 데운다. 아로
마포트가 없을 때에는 세면기 등에 뜨거운
물을 담고 에센셜 오일을 떨어뜨리면 간단
히 수증기로 향을 즐길 수 있다.

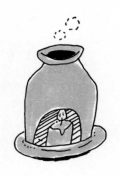

욕조에서 사용한다

천연소금에 에센셜 오일을 떨어뜨려 고루 섞은 다음 욕조에 넣으면

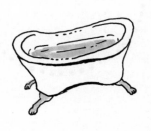

자신만의 아로마솔트가 된다. 소금 성분
으로 인해 몸도 따뜻해지기에 일석이조
이다. 목욕물에 에센셜 오일을 직접 넣
으면 분리되어 버려서 잘 섞이지 않게
되므로 주의한다.

직접 바르거나 마시는 경우에는 주의해야 한다

라벤더나 티트리 같은 일부 에센셜 오일은 품질이 좋은 제품이라면
베이스 오일에 섞지 않고 직접 피부에 바를 수 있지만 피부에 맞지
않는다고 여겨지면 곧바로 멈춘다. 또 앞에서 이야기했듯이 유럽 허
브약국에서는 에센셜 오일을 '마시는' 처방을 내리기도 하지만 일본
에서는 그다지 일반적이지 않다.

블렌드 오일 만드는 법

마사지 등 바르기 위한 오일은 피부에 직접 바르는 데 적합한 오일을 베이스 오일 삼아 약효를 얻고 싶은 에센셜 오일을 혼합하여 블렌드 오일을 만든다.

그때그때 만들기

베이스 오일을 손바닥에 3~5 ml(오백 원 동전 크기) 준비하여 에센셜 오일을 한 방울 떨어뜨린 다음 고루 섞어서 그대로 마사지에 사용한다.

혼합해서 넉넉하게 만들기

여러 종류의 에센셜 오일을 혼합하고 싶을 때에는 넉넉하게 만들어서 차광되는 병에 넣어두면 편리하다. 베이스 오일 25 ml에 에센셜 오일을 모두 합해서 5~10방울 정도 넣어서 혼합한다. 레몬 같은 감귤류 에센셜 오일은 산화하기 쉬우므로 1개월 정도 이내에 모두 사용하도록 한다. 그 밖의 제품도 3개월 이내에는 다 쓰도록 하자.

추천할 만한 베이스 오일

- **호호바 오일** | 호호바 씨앗에서 채취한 오일로 산화가 더디고 가격도 합리적이어서 초심자도 쉽게 이용할 수 있다. 모발과 피부 건조를 예방하고 촉촉하게 해준다.

- **아르간 오일** | 감마-토코페롤을 풍부하게 함유하고 항산화 작용을 발휘하는 안티에이징 오일로 널리 알려져 있다. 얼굴과 전신에 모두 사용 가능하다.

- **모링가 오일** | 기적의 나무라고 불리는 모링가 씨앗에서 채취한 오일로 영양이 풍부하다. 성분에 함유된 올레인산은 피부에 잘 스며든다.

- **스위트아몬드 오일** | 피부를 부드럽게 하는 피부연화 작용과 항염증 작용, 멜라닌 억제 효과 등이 있다. 점성이 높은 타입으로 피부는 물론 모발에도 사용 가능한 만능 오일이다.

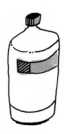

- **살구씨 오일** | 피부연화 작용과 신진대사 촉진 작용이 있는 안티에이징 오일. 피부의 가려움을 가라앉히는 작용도 있다. 점성이 없고 산뜻해서 사용하기 쉽다.

오일 스프레이 만드는 법

에센셜 오일을 혼합한 스프레이를 만들어두면 피부에 직접 뿌릴 수 있어 편리하다. 해충 퇴치용 천연 스프레이와 탈취제를 만들 때도 응용할 수 있는 스프레이이다.

준비물

• 정제수
에센셜 오일과 물을 혼합할 때 염화 성분이 들어가면 안 되므로 수돗물은 사용하지 않는다. 약국에서 판매하는 정제수를 이용할 것을 권한다.

• 무수에탄올
에센셜 오일을 물에 녹이려면 지용성 성분과 수용성 성분을 둘 다 녹일 수 있는 알코올의 힘이 필요하다. 보드카로도 대용 가능하다.

• 에센셜 오일
얻고 싶은 효능이 있는 에센셜 오일을 준비한다.

만드는 법

50ml 정도의 스프레이를 만드는 경우, 용기에 무수에탄올 5ml와 에센셜 오일을 모두 10~15방울 정도 넣고 잘 흔들어 섞은 다음 정제수 45ml를 더해서 다시 섞어준다.
프랑킨센스나 저먼 캐모마일 등에 로즈를 더하면 피부 미용 스프레이가, 자스민이나 벨가못에 라벤더를 더하면 향도 좋고 긴장 완화에도 좋은 침실용 스프레이가 만들어진다. 본문에 탈취 스프레이를 만드는 법도 소개해 두었다.

자연약을 사용할 때 금기·주의사항

• 효과에 대해서

이 책은 필자가 프랑스에서 배우고 파리13대학 교수진으로부터 조언을 얻어 실천해온 식물요법을 바탕으로 하고, 예부터 전해오는 일본의 민간요법과 한방도 소개하고 있다. 의약품이 아닌 만큼 염려되는 증상이 있으면 반드시 의사와 상담할 것을 권한다.

• 개인차가 있다

자연약의 효능과 작용은 개인차가 있다. 또한 같은 사람이 사용해도 그때그때의 몸 상태에 따라 다를 수 있다.

• 어린이와 노약자가 사용하는 경우

자연약은 주로 성인을 대상으로 한다. 어린이와 노약자가 사용하는 경우는 분량을 줄이는 등 주의를 기울이자.

• 치료 중인 경우

지병이 있어 치료 중이거나 약을 복용하고 있는 사람은 반드시 의사와 상담하도록 한다.

• 임신 중인 경우

임신 중이거나 임신했을 가능성이 있을 때에는 주의를 요하는 식물도 있다. 의사와 상담한 후에 사용하도록 한다. 2장에 임신 중에 사용할 때의 주의사항도 정리해두었다.

- 야채 · 과일에 묻은 농약이 걱정되는 경우

자연약으로 소개하는 야채와 과일은 껍질에 유효성분을 함유한
것이 많기 때문에 가급적 무농약 식품을 선택할 것을 권한다. 잔
류 농약이 염려될 때에는 중조수에 30분 정도 담가두었다가 수건
이나 브러시로 전체를 문질러 세척하여 흐르는 물에 씻어내자.

- 에센셜 오일을 사용할 때에는 패치테스트를 한다

에센셜 오일을 마사지에 사용할 때에는 성분이 강한 에센셜 오일
도 있으므로 반드시 패치테스트를 하자. 팔꿈치 안쪽 등 부드러운
피부에, 사용하려는 오일을 소량 바른 다음 12~24시간 정도 상
태를 관찰한다. 가려움이나 발진 등 이상 증상이 나타나면 사용을
중지한다.

면책사항

식물요법(피토테라피)은 일본에서는 의료행위에 해당하지 않는다. 여기에
게재된 내용은 식물의 효과 · 효능으로 몸과 마음의 저조한 컨디션을 개선
한다고 반드시 보증하는 것은 아니다. 이 책은 독자의 사고나 트러블에 관해
책임을 지지 않으며 어디까지나 자신의 책임 아래 사용하기 바란다. 활용하
기가 염려되는 독자는 전문가나 전문의와 상담할 것을 권한다.

이제 식물요법을 더욱 가까이 하기를

파리13대학 의약학부 벨랑제르 아르나르 교수

나는 30년 전에 피토테라피(식물요법)를 중심으로 한 산부인과 클리닉을 개업한 이래 여성의 건강을 위해 자연의학을 실천해왔다. 클리닉을 개업한 당시부터 여성 고유의 질환을 치료하기 위해서는 의학만으로 해결할 수 없으며 자연요법에 따른 치료가 중요하다고 인식한 까닭이다. 의사로서의 실천뿐 아니라 프랑스 국내외에 피토테라피를 넓히기 위해 교육에도 힘을 써왔으며, 그 일환으로 프랑스 국립대학에서 유일하게 피토테라피학과가 있는 파리13대학 의약학부에서 학과 책임자를 맡기도 했다.

모리타 아쓰코는 파리13대학에서 처음 알게 되었고 이제는 대단히 신뢰하는 동료이다. 내가 1991년에 설립한 'AMPP(프랑스 식물요법 보급의학협회)'는 모리타의 '르보아 피토테라피 스쿨'과 협업하여 일본에서 식물요법 교육도 활발히 추진하고 있다. 또 나의 라이프워크 중하나인 유방암 예방을 위한 협회 '오 상 데 팜(여성의 유방과 건강을 지키는 모임)' 일본 지부를 모리타가 설립했다. 일본에서도 여성 질환의 치료와 케어, 예방을 위해 식물요법을 더욱 더 일상생활 속으로 끌어들였으면 하는 바람이다.

벨랑제르 아르나르 교수

산부인과 전문의. 1986년에 자신의 클리닉을 개업하여 원장으로 재직하고 있다. 1992~2005년까지 생 앙드레병원 피토테라피과에 근무했고, 1997~2012년까지 파리13대학 의약학부 피토테라피학과 책임자를 맡았다. 모로코와 튀니지대학에서도 피토테라피학과 공동 책임자를 역임하였으며 2008년부터 르보아 피토테라피 스쿨 특별고문으로 있다. 'AMPP(프랑스 식물요법보급의학협회)'와 '오 상 데 팜(여성의 유방과 건강을 지키는 모임)' 설립에도 힘써, 현재는 일본 지부의 명예대표도 맡고 있다.

1장

몸의 컨디션을
다스리기

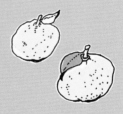

감기에 걸렸다, 목이 아프다, 변비 · 설사에 시달린다……
또 치매와 암 예방까지 자연약은 모든 질병에 대응하게 해준다.
각각의 증상에 맞게 자연의 힘을 효과적으로 활용하자.

감기 〈음식 편〉

자연약은 몸을 따뜻하게 하고 소화기와 점막을 보호해준다.
감기에 효과적인 자연약을 소개한다.

칡

초기 감기일 때 섭취한다 ···

칡뿌리를 건조시킨 것이 '갈근'이라고 부르는 한방 생약이다. '감기에 걸리면 바로 갈근탕을!'이라는 광고 문구가 있는데 (약국에서 파는 초기 감기약인) 갈근탕도 주성분이 칡이다. 칡뿌리에는 칼륨과 비타민 K, 이소플라본의 일종이 함유되어 있어서 몸을 따뜻하게 하고 땀을 내는 작용을 한다.

갈근탕에는 열을 내리고 통증을 없애주는 마황이라는 약초도 많이 배합되어 있어 초기 감기에 효과를 발휘한다. 하지만 감기에 걸렸을 때 양질의 칡이 있다면 우선 이것만으로 충분하다. 온수에 풀어 칡탕을 만들거나 걸쭉한 조림으로 요리해도 좋고 번거로우면 소량을 그대로 씹어 먹어도 상관없다. 마황처럼 작용이 강하지 않아서 우

리 집에서는 칡탕으로 아이들에게 자주 마시
게 하고 있다.

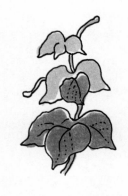

일본의 여러 곳에서 채취된 칡들을 시험
해보았는데 나라현에서 재배된 제품이 정평
이 나 있다. 일본에서 판매 중인 '구즈토노모
토'라는 제품에는 설탕이 들어 있어 마시기
편하고, 이런 제품이 아니어도 자연 그대로의 칡을 구입하여 이용하
는 것도 좋다.

동아(冬瓜)
몸속으로부터 따뜻하게 해준다

한국에는 출산 후 여성을 위한 '산후조리원'이 있는데 그곳에서
수프나 죽으로 제공하는 것이 동아이다. 동아는 열을 가해도 파괴되
지 않는 폴리페놀과 비타민 C, 칼륨 등을 풍부하게 함유하며 몸속으

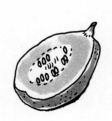

로부터 몸을 따뜻하게 해주는 작용이 있다. 또
가열하면 걸쭉하게 우러나는 성분은 소화기와
점막을 보호하는 작용을 한다.

동아를 먹을 때에는 중요한 성분이 들어 있

는 껍질도 함께 먹는 것이 중요하다. 농약이 염려되면 통째로 30분 정도 중조수에 담가두면 표면에 붙은 불순물이 제거된다. 또 동아는 우엉이나 당근, 무 같은 '뿌리채소'와 함께 된장이나 간장을 이용하여 조리하면 더욱 효과적이다.

[동아와 뿌리채소의 칡 조림] 만드는 법

❶ 한입 크기로 자른 동아와 뿌리채소를 냄비에 넣고 미리 우려낸 맛국물을 재료가 잠길 정도로 붓는다.

❷ 미림 1 : 간장 2의 비율로 간을 맞추고 20분 정도 뭉근하게 끓인다. 입맛에 따라 물에 푼 칡가루도 더해서 걸쭉하게 마무리한다.

재료에 들어 있는 수분이 국물에 우러나므로 조릴 때에는 씨앗도 함께 넣는다. 동아에서도 걸쭉한 성분이 나오는데 칡을 더하면 시너지 효과로 몸이 따뜻해진다.

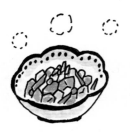

자연약 리스트
● 칡   ● 동아

감기 〈허브 편〉

유럽에서는 감기에 걸리면 허브부터 찾는 경우가 많다.
병원에 가기 전에 스스로 할 수 있는 자연약으로 컨디션을 회복하자.

에키네시아 (허브)
떨어진 면역력을 높여준다 ....

에키네시아는 항균력이 있고 약해진 면역력도 높여준다. 감기나
인플루엔자, 꽃가루 알레르기, 알레르기성 비염 등의 증상을 완화하
는 데에 도움을 준다.

에키네시아는 허브티로 섭취하는 방법이 간편해서 좋다. 감기 초
기에 효과적이며, 감기가 유행하는 계절에 예방 차원으로 허브티로
마시는 것도 좋은 방법이다. 실제로 감기에 걸리는 확률이 줄었다거
나 회복이 빨라졌다고 하는 연구 결과도 여럿 보고되었다.

허브티는 200ml의 뜨거운 물에 말린 허브 1큰술이 적당하며 10분
정도 추출해서 식간에 마신다. 유칼립투스 라디아타나 타임과 혼합하
면 코막힘이나 목의 통증에도 잘 듣는다.

에키네시아 팅크도 시판되고
있는데 이는 어린이의 초기 감기
나 노인의 폐렴 예방에도 좋다. 물
론 감기에 이미 걸렸더라도 피로
회복에도 효과적이다.

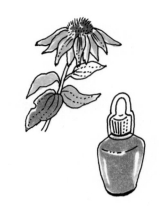

엘더플라워 (허브)
인플루엔자의 특효약

'인플루엔자의 특효약'이라고 불리는 엘더플라워. 이뇨 작용과
발한 작용이 뛰어나고 체내의 독소를 배출하는 작용이 있으므로 감
기에 걸렸다면 허브티로 섭취하자. 열이 있을 때 마시면 땀이 나고
증세가 한결 가벼워진다. 최근에는 시럽이 시판되고 있어 냉수나 온
수, 탄산수에 타서 마시거나 요리에 이용하기에도 좋다.

점액을 조절하는 작용도 뛰어나 꽃가루 알레르기나 비염, 알레르
기 증상을 완화하는 데에도 좋다. 유럽 민간요법에서는 예로부터 어
린이와 임신부도 섭취할 수 있는 감기 예방약으로 이용해왔다. 머스
캣 같은 달콤하고 마시기 쉬운 향이 난다. 비타민, 미네랄이 풍부한
네틀(78페이지)과 혼합해서 마시면 더욱 상승효과를 얻을 수 있다.

레몬+로즈마리 (에센셜 오일)

살균 · 소독효과가 높다

레몬 에센셜 오일은 살균과 소독 작용이 뛰어난 것으로 알려져 있다. 과즙이 아니라 레몬 껍질 부분에 유효성분이 함유되어 있으니 꼭 에센셜 오일을 활용하자. 예방뿐 아니라 열감기에 걸렸을 때에도 증상을 완화시켜준다.

혈류 개선을 도와주는 로즈마리 에센셜 오일과 1 : 1로 혼합해서 향을 피우는 아로마포트를 이용할 것을 추천한다. 레몬 에센셜 오일은 목의 통증과 기침도 완화시켜주므로 아이에게 목을 헹구게 할 때에도 편리하게 사용할 수 있다. 한 컵 분량(200㎖)의 물에 레몬 에센셜 오일을 한 방울 떨어뜨려 가글하게 하면 좋다.

자연약 리스트

- 에키네시아
- 유칼립투스 라디아타
- 타임
- 엘더플라워
- 네톨
- 레몬
- 로즈마리

감기 예방

가족 중 누군가 감기에 걸리면 가족 모두 이렇게 예방해보자.
서로에게 옮아서 오래 가는 일 없이 감기를 넘길 수 있다.

유칼립투스 라디아타, 타임, 티트리 (에센셜 오일)
마사지로 따끈따끈

감기를 예방하고자 한다면 항균 효과가 높은 에센셜 오일을 사용하자. 마사지와 목을 헹굴 때 사용하여 감기 예방에 활용하면 좋다.

간편하게 권할 만한 것은 에센셜 오일로 하는 마사지이다. 마사지용 베이스 오일을 손바닥에 소량(3~5㎖) 덜어 유칼립투스 에센셜 오일을 한 방울, 타임 에센셜 오일도 있으면 한 방울 더한다. 이 오일로 목에서 가슴, 등을 마사지하면 몸이 따뜻해진다. 끝으로 오일이 남은 손바닥을 코에 가까이 대고 3회 심호흡한다. 그러면 유칼립투스에 함유된 진정 · 해열 작용이 있는 알파-피넨과, 점액배출 · 항염증 작용이 있는 1,8-시네올 등의 성분으로 편안해진다. 그 후 잠잘 때 베개를 약간 높이면 밤을 수월하게 보낼 수 있다.

티트리도 항균 작용이 있어 목 헹굼에 일상적으로 이용하면 좋다. 한 컵(200㎖) 분량의 물에 티트리 에센셜 오일 한 방울이 적당량이다.

또 세면기에 뜨거운 물을 담아 이들 에센셜 오일을 떨어뜨린 다음 방 안에 놓고 수증기를 들이마신다든지 에센셜 오일을 베이스 오일에 희석한 것을 코 밑 인중에 바르는 것도 좋은 방법이다.

☀ 비파잎

기침이 나기 시작할 때에는 비파차를

비파의 약효는 열매가 아닌 두툼한 잎에 있다. 비파잎에 함유된 아미그달린이라는 성분은 체내에서 비타민 B_{17}이 된다. 이것은 항암 작용이 있다고 국제적으로도 관심을 받고 있는 특별한 비타민으로, 염증을 억제하고 혈액을 맑게 한다. 일본에서는 비파 온구(溫炙: 온구

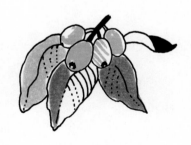

기를 이용한 뜸)가 유명한데 비파차나 비파목욕도 약리 효과를 끌어낼 수 있다.

비파잎차는 10~12분 정도 우려서 마신다. 약간 쓴맛이 있지만 천식이 되려고 할 때, 기침이 나기 시작할 때에 마시면 즉시 효과를 발휘한다.

비파잎을 넣은 주머니를 욕조에 담가 목욕하면 몸속부터 따뜻해지고 목욕 후에도 한기를 잘 느끼지 않게 된다.

MINI COLUMN

어린이와 노인의 감기 대책

아로마 오일은 어린이와 노인의 감기에도 효과적이다. 에센셜 오일을 사용한 마사지는 세 살 정도부터 가능하다. 히로시마의 간병시설(자세한 내용은 158페이지)에서는 아로마 오일 마사지를 도입했더니 감기에 걸리는 사람이 크게 줄고 폐렴 환자도 나오지 않게 되었다고 한다. 또 아로마 디퓨저나 오일 스프레이를 써서 방을 항균하는 방법은 아기가 있는 집에서도 문제없이 가능하다. 칡탕도 적당히 식히면 몇 살부터든지 마실 수 있으므로 부지런히 활용하자.

자연약 리스트

- 유칼립투스 라디아타
- 티트리
- 타임
- 비파잎

발열

몸에 염증이 일어나면 백혈구가 작용해서 발열한다.
참지 말고 열을 마음껏 배출시킬 것을 권한다.

매실간장번차
마음껏 열을 배출한다

매실간장번차(番茶: 다 자란 차잎으로 제조한 녹차_역자)는 몸속의 열을 배출하는 작용이 뛰어난 음료로 발열 케어에 적합하다. 두 잔만 마셔도 몸이 훈훈해지고 겨드랑이와 등에서 땀이 스며 나온다. 체온이 올라가면 백혈구의 작용이 활발해져서 몸의 염증이 가라앉고 여분의 수분이 배출되어 열이 내려간다.

땀을 내는 것이 포인트이므로 땀을 잘 닦고 속옷을 자주 갈아입어서 몸이 식지 않도록 해준다. 해열제는 가급적 사용을 피하고 발한을 촉진해서 열을 다 쏟아내는 자연스러운 치유를 추천한다.

[매실간장번차] 만드는 법

❶ 우메보시(매실을 소금에 절여 말린 음식_역자) 1개를 찻잔에 넣는다.

❷ 간장 1작은술, 생강즙 약간을 더한다.

❸ 우메보시를 으깬 다음 녹차를 따른다.

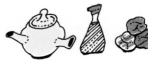

매실간장번차를 만들 때에는 가급적 번차를 사용한다. 강판에 간 무즙의 매운맛 성분에도 몸을 덥히는 작용이 있어 무즙을 더해도 좋다. 이때 사용하는 우메보시 와 간장은 첨가물이 들어 있지 않은 것을 고르는 것이 중요하다.

레몬, 라벤사라 (에센셜 오일)

어린이 마사지에도 추천

레몬 에센셜 오일은 발열을 동반한 감기일 때 사용하면 체온을 자연스럽게 내리고 해독을 도와준다. 향이 좋아서 긴장을 풀어주고 열이 날 때에 늘어지기 쉬운 기분을 끌어올려준다. 레몬 에센셜 오 일은 어린이도 좋아하는 향이므로 이것으로 마사지해주자. 항균 작 용 · 항바이러스 작용이 높은 라벤사라 에센셜 오일과 1 : 1의 비율 로 혼합하면 더욱 좋다. 라벤사라는 마다가스카르에서 '몸에 좋은 잎'이라고 일컬으며 만병통치약으로 쓰여온 식물이다. 면역력을 높여주며 어린이와 임신부에게도 사용 가능하다.

혼합할 때는 베이스 오일 5ml에 각각 한 방울씩 더해 전신을 마사지해서 오일을 침투시킨다. 단, 레몬 에센셜 오일은 태양광에 약하므로 마사지한 직후에는 직사일광에 닿지 않도록 유의하자.

페퍼민트 (에센셜 오일)
서늘하면서도 몸이 더워진다 ·······························

페퍼민트(박하)는 청량감 때문에 서늘하게 하는 효과가 있다고 여겨지기 쉽지만 흥미롭게도 피하 혈류를 촉진하고 몸을 덥혀주는 작용도 있다. 온열과 냉각, 양면의 작용을 지닌 진귀한 에센셜 오일이다. 심한 발열로 괴로울 때에는 세면기에 물을 담고 페퍼민트 에센셜 오일을 몇 방울 떨어뜨려 물수건을 만들자. 이것으로 이마나 열이 나는 부위에 대어주면 몸이 시원해져서 상쾌하면서도 무리하지 않고 자연스럽게 해열할 수 있다. 발열에 뒤따르는 두통 등의 증상도 완화시켜준다.

자연약 리스트

- 매실
- 생강
- 무
- 레몬
- 라벤사라
- 페퍼민트

목의 통증 · 기침 · 가래

목 점막에 직접 작용하는 에센셜 오일의 흡입은 물론
항균력이 높은 차와 진액을 요령껏 도입하자.

오레가노 (에센셜 오일)
목의 항균에 최적

오레가노 에센셜 오일은 '천연 항생물질'이라 하기도 한다. 부작용 걱정 없이 이용할 수 있어 호주 등지에서는 감기나 인플루엔자가 유행하는 계절이 되면 건강식품점에 늘 진열될 정도로 인기가 있다.

항균 작용이 있으므로 커다란 면봉에 에센셜 오일을 묻혀 직접 목 안에 발라준다. 또한 한 컵의 물에 에센셜 오일을 한 방울 떨어뜨려서 가글액으로 활용하는 것도 좋은 방법이다.

오레가노가 없다면 유칼립투스 라디아타나 라벤더, 티트리로도 대용 가능하다.

모과

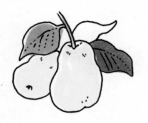

기침과 가래를 진정시켜주는 '목의 과일'

모과는 비타민 C와 구연산 같은 목의 통증을 잡는 성분을 함유하고 있으며, 모과를 가열하면 아미그달린이라는 기침과 가래를 삭혀주는 성분이 발생한다. 중국에서는 모과가 2,000년 전부터 기침약으로 쓰였다고 할 정도로 '목의 과일'로 잘 알려져 있다. 모과 진액을 냉수나 온수, 혹은 요구르트 등에 타서 마시자. 식이섬유가 풍부하므로 시럽절임 같은 것은 과육도 함께 먹는다.

무즙

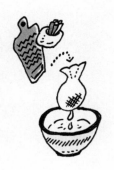

매운맛 성분이 목에 잘 듣는다

강판에 간 무는 찌릿하고 매운맛이 나는데 이 성분은 알릴이소티오시아네이트라는 폴리페놀의 일종이다. 무즙이 산소와 반응해서 발생하는 거품 같은 것으로, 이것이 목의 통증에 즉각 효과를 발휘한다. 그러므로 무를 갈아 그 즙을 마시면 목의 통증이 가라앉는다. 무의 세포가 파괴되었을 때 나오는 성분 때문이기에 날것의 무를 씹으면 똑같은 효과가 얻어지지 않는다. 짜낸 즙에 꿀을 첨가하면 한결 마시기 쉬워진다.

마찬가지로 연근즙도 목의 통증을 완화하는 데 이용 가능하다. 기침과 가래를 멎게 하고 천식을 예방하는 데에도 권장한다.

우엉

면역력을 높이는 데는 우엉차 ·····················

우엉은 탁월한 항균력을 자랑하고 면역력도 높여준다. 식이섬유가 풍부할 뿐더러 폴리페놀이 4종류(탄닌, 사포닌, 클로로겐산, 악티게닌)나 들어 있어 항산화력이 뛰어난 식재료이다. 게다가 이들 폴리페놀은 수용성이어서 차로 간편하게 섭취할 수 있다.

시판하는 우엉차로도 충분하지만 차를 손수 만들거나 우엉을 요리에 사용하는 경우에는 유효성분이 함유된 껍질도 반드시 활용하도록 한다.

자연약 리스트

● 오레가노   ● 유칼립투스 라디아타   ● 라벤더   ● 티트리
● 모과   ● 무   ● 연근   ● 우엉

44

천식 · 기관지염

천식과 기관지염은 내버려둘수록 심각해지므로 빠른 치료가 관건이다.
식물의 힘을 이용하면 어린이와 노인도 순하게 보살필 수 있다.

유칼립투스 라디아타 (에센셜 오일)
취침 전에 가슴에 발라서 호흡을 편안하게

유칼립투스 라디아타는 항균 작용이 있으며 공기를 정화시키고
담을 가라앉히는 작용도 한다. 향이 순하고 자극도 적은 것이 특징이
다. 성분인 1,8-시네올은 점막의 염증을 완화시키며 균을 밖으로 배
출하는 작용을 한다. 기관지가 약한 사람이나 어린이도 안심하고 사
용할 수 있는 에센셜 오일이다. 마사지크림이나 베이스 오일 3~5㎖
에 에센셜 오일 2방울(어린이는 1방울)을 더해서 사용한다. 잠자기 전
에 가슴에 발라서 호흡을 편안하게 하자.

나한과

활성산소로부터 몸을 지킨다 ⋯⋯⋯

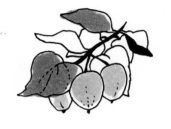

'장수(長壽)의 신의 과일'이라고 불리는 나한과는 유해한 활성산소로부터 몸을 보호하는 플라보노이드와 미네랄, 비타민을 풍부하게 함유하고 있다. 그중에서도 점막과 점액에 붙은 활성산소를 제거하는 물질이 많아서 기관지가 쌕- 쌕- 하는 천식을 보살피는 데 안성맞춤이다. 나한과의 진액을 냉수나 온수, 혹은 음료에 타서 천천히 마시자. 한편 나한과 감미료는 알레르기를 억제하는 작용도 있다.

저먼 캐모마일 (허브, 에센셜 오일)

알레르기 질환의 천식에 효과 ⋯⋯⋯⋯⋯

저먼 캐모마일(카밀레)은 알레르기 질환인 천식 치료에 효과를 발휘한다. 환절기나 스트레스, 감기가 원인이 되어 나타나는 알레르기 반응을 억제하는 아줄렌이 풍부하게 함유되어 있다. 허브티로 마시면 맛이 순하고 진정 효과가 있어 마음의 긴장도 풀어준다. 일상적으로 마시면 천식 증상이 완화된다.

베이스 오일 5ml에 에센셜 오일 2방울을 더해 잘 섞은 뒤 가슴을 마사지하는 것도 좋은 방법이다. 세 살 이하의 어린이에게는 아로마 포트로 향을 피우거나 세면기에 더운 물을 담고 에센셜 오일을 떨어뜨린 다음 그 수증기를 들이마시게 하는 방법도 추천할 만하다. 천식은 야간에 심해지므로 잠자기 전에 실시하면 더욱 좋다.

쇠뜨기 (허브)
기침을 완화시키는 효과가 좋다

쇠뜨기(호스테일)는 천식 예방은 물론 이미 나타난 증세를 가라앉히는 데에도 안성맞춤이다. 폴리페놀의 일종인 사포닌과 에퀴세토닌 같은 성분은 통증·경련 완화 작용이 뛰어나다. 또 쇠뜨기는 미네랄의 보고라고 일컬으며 천식과 기관지염으로 가늘고 단단해진 기관지를 넓혀주는 작용을 한다. 쇠뜨기에 함유된 규소는 모발과 손톱·발톱, 피부를 아름답게 하는 미네랄로 알려져 있는데 목의 점막을 좋게 하는 데도 효과가 있다. 일상적으로 차로 마시자.

자연약 리스트
● 유칼립투스 라디아타   ● 나한과   ● 저먼 캐모마일   ● 쇠뜨기

위통

스트레스나 긴장이 원인이 되어 일으나기 쉬운 위통. 거칠어진 위 점막을
다양한 식물을 활용하여 증상을 가라앉히고 영양도 보급하자.

리코리스 (허브)
신경성 위통을 완화

리코리스(감초)는 체내 점막을 보호하며 소화기관 장애를 완화하
는 작용을 한다. 리코리스 성분에 함유된 글리시리진산이 소염·진
정 작용을 하기 때문에 위·십이지장 장애, 그중에서도 궤양 증상에
효과가 있다. 특히 스트레스로 위산이 과다 분비되거나 위에 구멍이
났거나 점막에 염증이 있을 때에 안성맞춤이다. 허브티나 팅크 혹은
건강기능식품으로 섭취한다.

오크라

끈적끈적한 성분으로 위장 벽을 보호 ·········

오크라의 끈적끈적한 성분인 무틴과 수
용성 식이섬유인 펙틴은 소화기관의 점막
을 보호한다. 이것은 타액과 위액 등에도 함유되어 있는 성분으로
염증이 있는 위 점막을 회복하는 작용도 한다. 단백질의 흡수를 도
와주므로 위궤양도 예방해준다. 오크라뿐 아니라 낫또나 몰로키아,
참마 등에도 함유되어 있기에 이들을 혼합한 낫또 제품도 추천할
만하다.

양배추

날것으로 섭취하면 간편한 '먹는 위장약' ··········

양배추에는 비타민 C와 U, 칼슘이 함유되어 있는데, 그중에도 비
타민 U는 위장약의 원료로 쓰일 만큼 위장에 유효한 성분으로, 스트
레스로 손상된 위장 점막의 회복을 도와준다. 양배추는 위와 십이지
장에게 없어서는 안 되는 존재이지만 열에 약하므로 샐러드처럼 날
것으로 조리해서 먹도록 한다.

MINI COLUMN

17세기부터 잘 알려진 생약, 솔잎

솔잎은 예로부터 전해 내려오는 한약재 중 하나이다. 일본에서는 9세기에 홍법 대사가 당나라에서 들여왔다고 하며 장수의 약으로 귀하게 여겨졌다. 흔히 '송죽 매(松竹梅)'라고 해서 송, 죽, 매 중에 소나무를 으뜸으로 여기는 경향이 있는데 소나무 진액을 먹고 무병장수하다가 홀연히 죽는 것이 제일이라는 데서 유래하 였다고 한다.

스트레스 때문에 코르티솔이 분비되어 위 점액이 적어졌을 때에도 솔잎이 효과 적이다.

또 위점막을 보강하는 비타민 K를 함유한 채소로도 알려져 있어 최근 수년 사이에 각광을 받기 시작했다. 하루에 잎을 1~2장 정도 만 먹어도 좋다고 하는, 먹기에도 간편하고 우리 곁에 친숙한 식재 료이다.

자연약 리스트

- 리코리스   ● 오크라   ● 양배추   ● 솔잎

50

위장 장애

불규칙한 생활이 계속되면 위장이 혹사당하기 마련이다.
위장 활동을 돕고 피로를 회복시키는 '먹는 약'을 소개한다.

양배추
위장약의 원료가 되는 성분이 듬뿍

양배추는 소화효소인 이소티오시아네이트를 풍부하게 함유한 대표적인 식재료이다. 가열하면 비타민이 파괴되어버리니 날것으로 섭취하자. 흔히 음식점에서 고기구이에 생 양배추와 된장이 나오는데 이것도 소화촉진을 위한 것이다.

또 양배추에 들어 있는 비타민 U는 위 점막을 보호하고 혈행을 촉진하는 효과가 있어 위장약의 성분으로 사용된다. 생 양배추를 섭취하면 위장이 튼튼해지므로 위장을 혹사하기 쉬운 사람은 늘 곁에 두고 먹으면 좋다.

❶ 양배추를 채썬다.

❷ 참기름과 소금을 훌훌 뿌린다.

생 양배추를 꼭꼭 씹어 먹으면 타액이 많이 분비되어 성분을 흡수하기 쉬워진다. 참기름은 저온 압착한 양질의 제품을, 소금은 미네랄이 풍부한 자연소금을 고르면 좋겠다. 비타민 E와 깨리그난, 그리고 미네랄류도 동시에 섭취할 수 있는 최상의 샐러드이다.

연근, 우엉
위장을 튼튼하게 하는 뿌리채소

연근은 위장을 튼튼하게 할 뿐더러 강장약으로도 쓰이는 채소이다. 위장약의 원류로도 알려져 있고 술을 마셨을 때 위장을 보호하는 메뉴로도 훌륭하다. 연근에 함유된 무틴 성분은 위 점액 성분과 비슷해서 소화를 돕고 점막을 지켜주는 작용을 한다. 무틴은 열에 약하므로 샐러드 같이 날것으로 먹는 것이 좋다.

또 우엉에는 식이섬유가 풍부하게 함유되어 있어 변통을 좋게 하고 정력을 증진한다. 식이섬유의 일종인 이눌린이라는 성분은 이뇨 작용이 있어 여분의 수분과 노폐물을 배출한다. 두 채소 모두 떫은맛을 빼내지 말고 껍질도 그대로 먹는 것이 포인트이다.

핫초된장
일상적으로 섭취하면 좋은 천연 정장제

발효식품은 자연스러운 작용으로 장을 조절해주므로 위장 피로가 느껴지면 꼭 챙겨 먹자. 그중에서도 핫초된장이나 요구르트를 추천한다. 핫초된장은 일본 미카와지방(아이치현 동부)에서 만드는 특별한 된장으로, 멜라노이딘이라는 성분을 함유하고 있다. 콩만을 재료로 장기 숙성한 것으로 강한 항산화 작용을 한다(일본에는 쌀·보리를 섞은 흰된장도 있다_역자).

또한 유산균을 간편하게 섭취하고 싶다면 요구르트를 먹자. '장에서 작용한다'는 표기가 있는 제품을 고르면 더욱 좋다.

자연약 리스트

● 양배추   ● 연근   ● 우엉   ● 핫초된장

과식

똑같은 위장 피로도 폭음 · 폭식 때문인지 스트레스 때문인지에 따라
대처 방법이 다르다. 과식에 따른 처방을 소개한다.

멀베리잎 (허브)

신진대사를 촉진하는 '천연 인슐린'

멀베리잎(뽕잎)은 비타민류와 미네랄류를 놀라우리만치 많이 함
유하고 있으며, 신진대사를 촉진하는 작용을 한다. 뽕이라고 하면 오
디라는 열매를 떠올리는 사람이 많겠지만 유효성분을 많이 함유한
쪽은 잎이다. 또 멀베리에 들어 있는 이눌린에는 혈당치의 급격한 상
승을 억제하는 작용이 있어 '천연 인슐린'이라고 할 정도이다. 다이
어트 보조식품의 성분으로도 잘 알려져 있어 내장지방이 잘 붙지 않

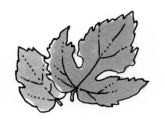

게 되거나 변비가 해소되는 등 식
생활이 흐트러지기 쉬운 현대인에
게 고마운 허브이다.

멀베리차(뽕잎차)가 시판되고

있어 쉽게 구할 수 있다. 효과를 끌어올리려면 가급적 식전에 마시도록 하자.

과식이 문제가 되는 이유는 과식으로 인해 혈당치가 상승하기 때문이다. 과식을 하면 당뇨병이 생기기 쉽고 빼기 힘든 내장지방이 증가하며 콜레스테롤 수치가 올라가는 등 건강 측면에서 다양한 폐해가 발생한다. 체내에 멀베리잎 성분이 있으면 평상시보다 수십 배나 활발하게 당에 작용하므로 이런 폐해를 예방할 수 있는 것이다.

순무, 무
위장을 튼튼하게 하는 봄 채소

봄의 일곱 가지 대표적인 채소로 손꼽히는 순무와 무. 비타민 C와 디아스타제 등의 소화효소가 풍부하게 들어 있어 과식했을 때에 위장 활동을 도와준다. 가열하지 말고 유효성분이 많은 껍질도 함께 섭취하자. 순무는 얇게 썰어 초절임이나 소금에 절이면 간소하면서도 맛있는 반찬이 된다. 무는 갈아서 다른 반찬에 곁들여도 좋다. 또 과식으로 배가 더부룩할 때는 무즙을 마시는 것도 효과적이다. 무 간 것에 생강즙을 첨가해서 마시면 금세 속이 개운해진다.

순무와 무도 날것으로 자주 챙겨 먹으면 위장이 점차 건강해진다.

돼지감자
다이어트 보조식품의 원료로도 유명 ·······························

　멀베리와 마찬가지로 이눌린이 풍부하게 들어 있는 것이 돼지감자이다. 가을에서 겨울 사이에 수확하는 감자로 식사로 인한 혈당치의 지나친 상승을 억제하는 작용을 한다.

　돼지감자를 원료로 한 건강기능식품도 판매되지만 채소 직매장이나 산지에서 돼지감자를 사게 되었다면 조림을 만들어보자. 한입 크기로 자른 돼지감자와 마, 닭고기를 맛국물과 간장, 미림, 술로 재빨리 조리면 몸에 좋은 돼지감자 조림이 완성된다.

자연약 리스트

● 멀베리잎　　● 순무　　● 무　　● 돼지감자

식욕부진

더위로 인해 면역력이 떨어졌거나 위 상태가 좋지 않거나 피곤해서
식욕이 나지 않는 등의 식욕부진에 효과적인 것들

생강

몸을 따뜻하게 하고 활력을 증강시키는 만능 약

면역력이 떨어져서 식욕이 나지 않을 때는 몸을 덥히고 활력을
북돋워주는 데 생강이 안성맞춤이다. 한방에서는 생강이 한방약재의
약 7할에 들어갈 만큼 주요 생약이다. 생강은 냉해진 몸을 따뜻하게
하고 배출력도 높여준다.

생강은 다져서 요리에 쓴다거나 말려서 차로 마시는 등 다양하게
즐길 수 있다. 열을 가하면 생강에 함유된 진저롤이 진저론으로 바뀌
어 위장의 혈행을 활발하게 해주므로 가열하여 섭취하자.

시나몬

위액의 분비를 조절하는 향신료

식욕이 나지 않을 때에는 위액이 제대로 분비되지 않고 위 점막도 거칠어져 있다. 이때 위액 분비를 조절해주면서 염증도 완화시켜주는 편리한 향신료가 시나몬(육계)이다. 시나몬 특유의 향에 들어 있는 계피 알데히드는 소화를 촉진하고 혈액순환을 활발하게 해서 몸을 따뜻하게 하는 작용을 한다. 부종도 배출해주므로 여름을 타거나 생리 중일 때에도 사용할 수 있다. 가루를 음료에 첨가해 마시거나 시판되는 시나몬차를 마셔도 좋다. 특히 여름철 식욕부진은 주로 찬 음식을 지나치게 많이 섭취해서 일어나므로 따뜻한 음료에 넣어서 마시기를 권한다.

브로콜리

특별한 폴리페놀이 들어 있는 우수한 채소

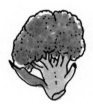

브로콜리는 채소이면서도 성분을 놓고 보면 약초나 다름없다. 특히 싹과 브로콜리의 심(줄기) 부분은 특별한 폴리페놀이 풍부해서 건강기능식품이라 여기고 틈틈이 섭취하면 결코 손해나지 않는다. 이들에 들어 있는 비타민 K는 위장 피로나 위통에 즉각적인 효과를 발휘해서 시판하는 위장약에도 포함될 정도이다. 미네랄과 항산화 성분도 섭취할 수 있어 매일 먹어도 좋은 식재료이다. 또 싹에는 항산화 성분과 디톡스 작용이 있는 설포라판이라는 성분이 풍부해서 이것도 샐러드 등에 넣어 먹으면 좋다.

벨가못 (에센셜 오일)
마사지로 위장의 움직임을 개선한다

배 외부에서 위장의 움직임을 돕고 싶다면 진통·진정 작용을 하는 리모넨과 초산리나릴이 풍부하게 함유된 벨가못 에센셜 오일로 마사지하는 방법이 있다. 이 에센셜 오일은 위장의 수축운동을 촉진하고 위통을 가라앉혀주는 작용이 있다. 식욕이 없을 때에는 베이스 오일에 벨가못 에센셜 오일을 몇 방울 떨어뜨려 배를 손바닥으로 '시계방향'으로 수 분간 마사지하자. 벨가못 향은 기분을 밝게 해주며 섭식장애 개선에 쓰이기도 한다. 스위트오렌지나 유자 에센셜 오일로도 대용 가능하다.

자연약 리스트

- 생강
- 시나몬
- 브로콜리
- 벨가못
- 스위트오렌지
- 유자

두통

두통에 대한 식물요법은 졸음 등의 부작용이 없어 매력적이다.
일반적인 두통약과 병용하면 효과를 상쇄하므로 이는 피하자.

레몬밤 (허브)

뻣뻣해진 근육을 부드럽게 풀어준다

레몬밤(멜리사)은 통증을 가라앉히고 통증으로 인한 스트레스를
완화시키는 작용을 한다. 레몬처럼 상쾌한 향과 아련하게 달콤한 맛
이 나는 것이 특징이다. 신경을 너무 많이 써서 근육이 뻣뻣해졌을
때 이를 부드럽게 풀어주는 작용도 하므로 간편하게 허브티로 마셔
보자. 뜨거울 물 $200ml$에 1큰술을 넣고 10분 정도 우려낸다. 페퍼민
트를 함께 넣어 우려 마시는 것도 좋은 방법이다. 재배하기 쉬워 집
안 텃밭에 키우면 좋다.

페퍼민트 (에센셜 오일)
오일 마사지로 산뜻하게 ·····················

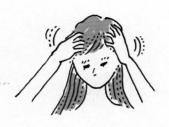

페퍼민트(박하)는 고대 이집트와 그리스·로마시대부터 즐겨 사용된 허브로 함유 성분인 l-멘톨은 근육을 풀어주는 작용을 한다. 에센셜 오일을 손가락 끝에 몇 방울 떨어뜨린 다음 관자놀이를 중심으로 두피를 마사지하자. 신경과 눈을 너무 많이 써서 생긴 두통인 경우 가벼운 증세일 때 이렇게 마사지하면 개운해진다. 민감성 피부인 사람은 패치테스트를 한 다음 사용하도록 한다.

라벤더 (에센셜 오일)
스팀타월로 온찜질해서 눈의 피로를 푼다 ·····························

진정 효과로 잘 알려진 라벤더는 사실 약리 효과도 상당하다. 종류와 산지가 다양하지만 고지대에서만 채취되는 순정 라벤더는 교감신경의 흥분을 완화시켜주는 초산리나릴을 풍부하게 함유하고 그 원액도 피부에 바를 수 있는 것이 특징이다. 스트레스나 감기, 어깨 결림이 원인인 두통에 잘 듣는다. 에센셜 오일을 손가락 끝에 직접 묻혀서 관자놀이와 두피를 마사지하자. 또 따뜻한 물에 1~2방울

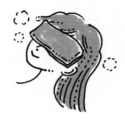

떨어뜨려 스팀타월을 만들어 눈 위에 얹어도 효과적이다. 눈을 혹사하기 쉬운 사람은 지니고 있으면 편리한 에센셜 오일이다.

MINI COLUMN

프랑스에서 가장 많이 판매되는 그리포니아

그리포니아 팅크는 일본에서는 구입하기가 어렵지만 프랑스의 에르보리스테리아(Herboristerie, 허브약국)에서 가장 많이 판매되는 편두통 케어 아이템으로, 두통에 시달리는 사람들에게는 구세주 같은 아이템이다.

물에 몇 방울 떨어뜨려 마시면 1시간 정도 지나 두통이나 머리가 묵직한 느낌이 싹 사라진다. 통증을 없애주는 약리 효과가 뛰어나면서도 졸음이 오지 않는 것이 특징이다. 스트레스호르몬의 과다 분비로 인한 편두통에도 효과를 발휘한다. 일반 두통약과의 병용은 피하자.

자연약 리스트

● 레몬밤　　● 페퍼민트　　● 라벤더　　● 그리포니아

어깨 결림

온몸을 괴롭히는 어깨 결림에는 에센셜 오일을 이용한 마사지로 대처해보자.
습포제에 쉽게 발진하는 사람도 안심하고 효과를 실감할 수 있다.

윈터그린 (에센셜 오일)
피로물질을 분해해서 배출하는 작용

젖산 같은 피로물질이 체내에 쌓이면 근육이 수축해서 어깨가 결
리기 시작한다. 이 피로물질을 몸 밖으로 내보내는 천연 살리실산메
틸을 많이 함유한 것이 윈터그린 에센셜 오일이다. 일반적으로 판매
되는 습포제는 합성한 살리실산메틸을 함유하고 있는데 이런 습포
제에 피부 발진이 쉽게 일어나는 사람도 윈터그린이라면 편리하게
쓸 수 있다. 이 오일은 효과가 아주 좋아서
5 ml 의 베이스 오일에 윈터그린 에센셜 오
일을 1방울 떨어뜨려 잘 섞은 다음 마사지
하면 피부로 곧바로 스며드는 것이 느껴질
정도이다. 윈터그린에 들어 있는 살리실산

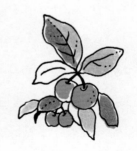

메틸은 몸에 고인 것을 배출하는 작용을 하므로 피로물질이나 독소를 배출하고 싶을 때 사용하기 좋다.

프랑스에서는 질 좋은 윈터그린 에센셜 오일을 결리는 부위에 직접 발라서 치료하는 사람도 있다. 다만 작용이 강한 오일이므로 팔 안쪽에 패치테스트를 한 다음 사용한다. 또 임신·수유 중일 때나 유아에게는 사용할 수 없으니 주의하자.

로즈마리 (에센셜 오일)
혈행 불량이 원인인 어깨 결림에 최적

로즈마리 에센셜 오일에는 장뇌(樟腦)나 1.8 시네올 등 혈행을 좋게 하는 성분이 풍부하다. 통증을 완화하는 작용은 그다지 강력하지 않지만 혈행 불량으로 인한 어깨 결림이나 두통 완화에 효능을 발휘한다.

로즈마리 오일은 원액을 직접 피부에 바를 수 없기에 5ml의 베이스 오일에 1방울 떨어뜨려서, 있다면 윈터그린 에센셜 오일도 더해서 통증 부위를 마사지해준다. 어깨와 목, 목덜미의 움푹한 곳, 두피 등에 사용하면 금세 증상이 누그러진다. 근육통이나 부종, 수족 냉증에도 편리하게 이용 가능하다. 다만 임신·수유 중이거나 유아에게는 사용할 수 없으므로 주의한다.

주니퍼베리 (허브), 사이프러스 (에센셜 오일)
피로물질과 노폐물을 디톡스한다

주니퍼베리는 체내에 쌓인 여분의 수분과 근육의 피로물질을 배출하는 작용을 한다. 로즈마리와 혼합한 허브티를 추천한다. 혈액이나 림프액의 정체를 해소하여 어깨 결림을 풀어준다.

사이프러스 에센셜 오일은 수분과 노폐물을 배출하는 효과가 뛰어나서 마사지 오일이나 아로마 목욕으로 활용하면 효과적이다. 욕조에 3~5방울 떨어뜨려서 몸을 담그면 어깨 결림뿐 아니라 부종이나 셀룰라이트 예방에도 도움이 된다.

자연약 리스트
● 윈터그린   ● 로즈마리   ● 주니퍼베리   ● 사이프러스

냉한 체질 〈식물 편〉

냉증은 단순한 체온 문제가 아니라 자율신경의 불균형이나
근육량 저하 등 다양한 원인이 얽혀서 일어난다. 차분히 개선에 힘쓰자.

매실간장번차
냉증과 피로를 없애준다

매실간장번차는 우메보시(매실을 소금에 절여 말린 음식_역자)의 성분
이 몸속 깊은 곳까지 덥혀주기에 냉증에 효과적인 최강의 음료이다.
카페인이 그다지 들어 있지 않으며, 뜨겁게 해서 마시면 몸이 훈훈해
진다. 밤에 잠들기 전에 마시면 특히 좋은데 체온이 천천히 상승하면
서 멜라토닌이 분비되어 숙면을 하게 된다(만드는 법은 39페이지).

냉증에 효과적인 식재료로 잘 알려진 생강을 더하면 생강의 진저
롤 성분이 혈행을 활발하게 해준다.

진저 (에센셜 오일)
몸을 따뜻하게 해주는 마사지

생강(진저)은 식재료로도 좋지만 생강의 에센셜 오일을 마사지에 활용하면 냉증에 탁월한 효과를 나타낸다. 간병 시설에서도 자주 이용될 정도로 안전하므로 냉한 체질인 사람은 상비해두자. 베이스 오일 5㎖에 에센셜 오일 1방울을 떨어뜨려 잘 섞어서 냉한 부위를 마사지한다. 진저 성분이 몸을 덥히고 쌓인 독소를 배출해서 면역력도 높여준다. 혈류도 개선되므로 어깨 결림이나 요통을 완화하고 싶을 때, 초기 감기 등에 활용해도 좋겠다.

생강탕
몸속에서부터 후끈해진다

에센셜 오일로 몸 바깥쪽을 마사지하는 것도 좋지만 동시에 생강을 섭취하여 몸속으로부터 덥혀주는 케어도 잊지 말자. 생강탕이나 진저 시럽이 시판되고 있지만 이들을 직접 만들어 먹어도 좋다. 보통 생강을 갈아서 우려내도 되지만 효과를 더욱 높이고 싶다면 말린 생강을 사용하는 것이 좋다. 열을 가하거나 말리면 따뜻하게 하는 성분인 생강 오일이 훨씬 많아지기 때문이다. 생강을 얇게 저며서 하루 정도 자연 건조하면 간단하게 건조 생강이 만들어진다. 이것을 뭉근히 끓이면 매운맛 성분이 우러나와 몸을 덥혀주는 효과가 훨씬 높아진다. 간편하게 마시고 싶으면 날 생강을 갈아서 냉동 보관하면서 사용해도 상관없다. 생강 성분은 냉동해도 파괴되지 않으므로 한 번에 갈아 두었다가 차에 넣거나 요리에 사용할 수 있어 편리하다.

[생강차] 만드는 법

① 200㎖의 뜨거운 물에 얇게 저민 생강(가급적 건조 생강) 3~4장을 넣는다.
② 약한 불에 10분 정도 뭉근하게 끓인다.
③ 꿀을 1작은술 정도 더해서 마신다.

수용성 성분이 찻물에 스며 나와 몸속으로부터 훈훈하게 해주는 생강 음료가 된다. 이 밖에 생강을 얇게 저며서 반건조 상태일 때 감미료를 첨가하면 드라이프루트 같은 간식으로 즐길 수 있다.

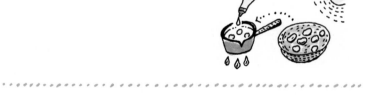

자연약 리스트
● 매실   ● 생강   ● 진저

냉한 체질 〈허브 편〉

여성호르몬이 감소하거나 자율신경의 균형이 무너져서 생기는 냉증에는
허브도 힘을 발휘한다. 수 개월 꾸준히 마시면 효과를 확실히 얻을 수 있다.

뱅루즈 (허브)

폴리페놀 덩어리

항산화 작용이 있고 우리 몸을 노화에
서 지켜주는 것이 폴리페놀이다. 흔히 '와
인에는 폴리페놀이 풍부하다'고 하지만 포
도 열매에 함유된 폴리페놀의 양은 그다지
많지 않다. 산지에 따라 차이는 있지만 오
히려 포도 잎의 폴리페놀 함유량이 열매보다 약 수십 배나 된다. 포
도에만 국한된 것이 아니라 약물요법에서는 대를 이어 에너지를 생
성하는 잎이 열매보다 더 많이 활용된다.

냉증에 시달리고 혈행이 좋지 않아 혈류를 개선하고 싶을 때에는
포도 열매보다 잎을 섭취하도록 하자. 그중에서도 적포도 잎인 뱅루

즈는 폴리페놀 중에서도 안티에이징 성분인 레스베라트롤의 집합체로 여성의 냉증 해소에 탁월한 효능이 있다. 또 혈행 촉진은 물론 혈관을 보호하는 작용도 한다. 프랑스에서는 불임에 고민하는 여성에게 자주 처방되는 믿음직한 허브이다.

유자 (에센셜 오일)
혈행을 원활히 하고 냉증을 해소한다 ·······

유자 껍질에는 리모넨을 주성분으로 하는 유분이 함유되어 있다. 리모넨은 혈행을 촉진하고 울혈을 해소하는 작용을 해서 냉증 해소에 안성맞춤이다. 손이 차가울 때 베이스 오일에 유자 에센셜 오일을 몇 방울 더해 문질러주면 금세 따뜻해진다. 리모넨은 지용성이고 침투가 빨라서 손끝으로 문질러주면 금세 혈액에서 리모넨이 검출될 정도이다. 혈액순환이 잘 되게 직접 작용할 뿐 아니라 리모넨 향에는 부교감신경을 활성화하며 체온을 상승시키는 작용도 있다. 껍질을 욕조에 넣어 조물조물 풀어주면 성분이 지용성이지만 녹아나오므로 이렇게 유자 목욕을 하면서 전신을 덥히는 것도 권한다.

시나몬

향신료를 음료나 요리에 ···

　시나몬(육계)이라고 하면 보통 커피나 홍차에 넣어 마시는 게 떠오르지 않을까? 유럽에서 겨울에 자주 마시는 스파이스 티에도 시나몬이 들어 있는데 그것은 몸을 따뜻하게 하는 시나몬의 효능을 활용하려는 까닭이다. 시나몬에 함유된 신남알데히드라는 성분에 혈관을 확장시켜 혈류를 개선하고 발한을 촉진하는 작용이 있는 것이다. 시나몬 파우더도 효과는 같으므로 편의에 따라 음료나 요리에 가미해 보자.

자연약 리스트

● 뱅루즈　　● 유자　　● 시나몬

변비

변비약은 사람에 따라 배앓이를 일으키기도 한다.
그럴 염려 없이 작용이 부드러운 장 케어를 소개한다.

댄디라이언 (허브)
장에 순하게 작용한다

민들레차라고 부르기도 하는 댄디라이언(서양민들레)은 일본에서
자생하는 민들레와는 다른 종이다. 댄디라이언에는 배출 작용이 있
어 댄디라이언의 뿌리를 말려 차로 마시면 장을 부드럽게 자극한다.
이것을 볶은 것은 '민들레커피'라고 부를 정도로 향이 고소하여 커피
대신 무카페인 음료로 즐길 수 있다. 변비 예방에 좋을 뿐만 아니라
비타민과 미네랄도 풍부하고 소화도 촉진하며 붓기도 가라앉혀준다.
어린이에서 노인까지 연령에 상관없이 섭취 가능하다.

약모밀 (허브)
독을 배출해주는 차 ·····

예부터 전해오는 일본 3대 민간약 중 하나. 노화와 편식, 섬유질 부족 등이 원인인 변비에 대해 장 컨디션을 개선하여 변 배출을 부드럽게 해준다. 볶아서 차로 마시면 문자 그대로 '독을 배출'해서 변통이 좋아진다. 다만 연배가 있는 사람이 섭취하는 경우에는 주의가 필요하다. 약모밀(어성초)에 들어 있는 퀘르시트린은 변을 부드럽게 하는 작용을 해서 사람에 따라서는 너무 묽은 변을 보는 수도 있다. 그럴 때에는 변비에 효과적이고 정장 작용도 있는 약초인 이질풀도 좋다.

현미
수프로 만들어 먹으면 만능 변비 대책 ·····

어린이나 노인이 변비 증상을 보이면 현미수프를 권한다. 섬유질이 풍부하며 정장 작용뿐 아니라 체온을 높여주는 작용도 있어 '일석삼조'이다. 변비에 시달리는 노인에게 먹게 하면 1~2일 사이에 개운한 변통이 있다.

또 출산 직후 회음부 상처가 아물지 않은 상태에서 생기는 변비에도 안성맞춤이다. 현미는 비타민과 미네랄이 풍부한 식재료이지만 현대인은 저작 능력이 약해져서 현미를 먹으면 2명에 1명꼴로 소화 불량이 된다고 한다. 발효 현미나 압력솥에 부드럽게 지은 것이라면 괜찮지만 그 외의 현미를 먹을 때에는 주의를 요한다. 그렇기 때문에 수프로 만들면 위에 부담이 없고 아기의 이유식으로 삼을 수도 있다. 변비에 시달리는 사람이면 꼭 시도해볼만한 수프이다.

[현미수프] 만드는 법

❶ 현미 1공기(1홉)를 달군 프라이팬에 노란 빛이 될 때까지 볶는다.
❷ 볶은 현미에 물 8공기를 더해서 약한 불에 끓인다.
❸ 20분 정도 뭉근하게 끓여서 체에 받쳐내면 현미수프가 완성된다.

시간이 별로 없을 때에는 시판되는 현미크림을 이용해도 괜찮다. 또 취향에 따라 현미수프에 고구마를 더하면 섬유질과 정장 작용이 있는 성분을 섭취할 수 있어 효과가 더욱 증진된다.

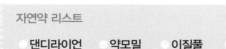

자연약 리스트

⬤ 댄디라이언   ⬤ 약모밀   ⬤ 이질풀   ⬤ 현미   ⬤ 고구마

설사

설사는 위장 기능이 약해져 일어나기도 하지만 스트레스나 냉증도 원인일 수 있다. 단순히 멎게 하는 게 아니라 부드럽게 배변해서 회복을 꾀하자.

생강
소화를 돕고 복통을 가라앉힌다

생강은 항균 작용과 복통을 가라앉히는 진경(鎭痙) 작용이 뛰어나다. 위장의 움직임을 도와 소화를 촉진시켜주므로 따뜻한 물에 생강을 갈아 넣어 생강차로 마셔보자. 시판하는 진저 시럽을 뜨거운 물이나 찬물에 녹여 마셔도 괜찮다. 생강의 따끔하게 매운 성분인 진저론이 위액 분비와 혈류를 촉진시켜준다.

설사를 무리하게 멈추지 않으면서 위장의 움직임을 원활하게 도와주도록 몸에 순하게 작용한다.

댄디라이언, 이질풀 (허브)
탁월한 정장 작용 ·····································

앞서 변비 해소에서도 소개한 댄디라이언(서양민들레)은 사실 설사
에도 잘 듣는다. 정장 작용이 뛰어나서 두 가지 고민에 모두 대응 가
능하다.

이질풀도 마찬가지로 17세기부터 일본 3대 민간약의 하나로 변
비나 설사에 모두 사용되었고 예부터 '의사가 필요 없다'고 말할 만
큼 효과가 높은 위장약이었다. 이질풀은 찻잎을 약한 불에 20분 정
도 볶아 진하게 우려내어 마시면 효과적이다.

매실간장번차, 핫초된장
발효식품으로 장을 정돈하고 몸을 따뜻하게 ···························

위장이 약한 사람에게 발효식품은 '먹는 특효약'이다. 매실간장
번차(39, 66페이지)는 설사를 배출시키기도 하고 차가워진 몸을 따뜻
하게 해준다. 배를 따뜻하게 해주고 부작용도 없는 음료여서 설사에
는 곧바로 효과를 발휘한다.

된장도 마찬가지로, 정성들여 숙성시킨 핫초된장(53페이지)은 정

장 작용이 뛰어나다. 된장국으로 마시든
지 채소에 발라 먹든지 혹은 둥글게 빚
어 그대로 먹어도 효과적이다. 이런 발효
식품은 '점막에 잘 듣는 발효약'이므로

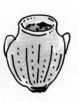

정성들여 만들어진 것을 고르는 것이 포인트이다. 또 된장은 묵힐수
록 숙성이 진행되므로 오랫동안 천천히 묵힌 것을 선택하도록 하자.

MINI COLUMN

일본 전국시대 무장도 된장볼을 휴대?

된장을 둥글려서 살짝 굳힌 '된장볼'은 휴대하기 편리하다. 나는 해외에 나갈 때
면 이 된장볼을 지참하여 뜨거운 물에 풀어 간편하게 된장국을 만들곤 하는데
사실 이것은 일본 전국시대(15세기 말~16세기 말) 무장들도 애용한 방법이었다.
화장실이 없고 위생환경도 마땅치 않은 전쟁터에서 설사는 전투의 승패가 걸린
문제였다. 그럴 때에 정장 작용이 뛰어난 핫초된장을 둥글려 만든 된장볼이 도와
준 것이다.

된장은 설사뿐 아니라 피부 재생과 점막 트러블에도 효과적이어서 무장들이 원
정 준비에 반드시 챙기는 품목이었다고 한다.

자연약 리스트

● 생강　● 댄디라이언　● 이질풀　● 매실　● 핫초된장

꽃가루 알레르기

봄이면 시달리는 사람이 많은 꽃가루 알레르기. 꽃가루가 날리는
계절이 오기 전에 자연의 힘으로 미리 대비하자.

네톨 (허브)
혈액을 맑게 한다

네톨은 비타민과 미네랄이 풍부하며, 꽃가루 알레르기 예방에 즉
시 효험을 발휘한다. 꽃가루 알레르기가 시작되는 계절보다 조금 앞
서 섭취하도록 하자. 신장 기능을 도와서 혈액을 정화시켜주기 때문
에 유럽에서는 예로부터 이른 봄 몸 컨디션이 저조할 때에 회복을
도와주는 허브로 쓰여 왔다. 달여서 허브티로 마시면 꽃가루가 날리
는 계절을 편안히 보낼 수 있다. 시판되는 꽃가루 알레르기 대비용
허브티에도 거의 빠짐없이 네톨이 혼합되어 있다. 작용이 순해서 임
신부도 이용 가능하다.

엘더플라워 (허브)
점막의 염증 완화에 쓰인다 ....

눈이나 코 등 점막의 염증을 완화시키는 작용이 있는 엘더플라워. 유럽에서는 인플루엔자나 초기 감기에도 자주 사용된다. 허브티는 달콤한 향이 있어 마시기 쉬워서 이 자체만으로도 맛있게 즐길 수 있다. 또 같은 작용을 하는 아이브라이트라는 허브를 혼합하면 꽃가루 알레르기 예방에 훨씬 효과적이다. 최근에는 엘더플라워 시럽도 쉽게 구할 수 있으니 시럽을 냉수나 온수, 탄산수 등에 타서 마시는 것도 좋은 방법이다.

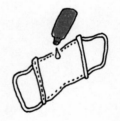

유칼립투스 라디아타 (에센셜 오일)
성분이 점막에 직접 작용한다 ....

유칼립투스는 점액을 용출하여 호흡을 매끄럽게 도와주는 1,8-시네올의 함유율이 높다. 약간 순하고 영유아에게도 쓸 수 있는 유칼립투스 라디아타를 추천한다. 에센셜 오일을 마스크 안쪽에 한 방울 떨어뜨리거나 물 한 컵에 한 방울 더해서 목을 헹궈준다. 티슈에 한 방울 떨어뜨린 다음 이를 둥글게 감아서 코에 넣는 방법도 권한다.

한쪽 콧구멍을 손가락으로 막고 천천히 들이쉬었다가 입으로 내쉬고, 이것을 다른 한쪽도 반복한다. 숨이 조금 막히겠지만 점막에 붙어 있는 꽃가루나 세균, PM2.5(초미세먼지) 등에 직접 작용한다.

감잎, 우엉, 타임 (허브)
차로 마시고 호흡을 편안하게 ·······························

감잎에는 비타민 C와 미네랄, 플라보노이드가 많이 함유되어 있다. 그중에서도 플라보노이드의 일종인 아스트라갈린은 알레르기를 일으키는 히스타민 분비를 억제하고 알레르겐(알레르기를 일으키는 원인 물질_역자)에 반응하는 단백질 생성을 억제하는 작용을 한다. 또한 우엉은 알레르기를 억제할 뿐만 아니라 상처 난 점막을 회복시켜주기도 한다.

타임은 꽃가루 알레르기의 불쾌한 증상을 제거하는 효과가 있다. 어느 것이든 차로 마시면 순하게 작용하므로 임신부나 어린이도 섭취 가능하다.

> **자연약 리스트**
> ● 네톨   ● 엘더플라워   ● 아이브라이트
> ● 유칼립투스 라디아타   ● 감잎   ● 우엉   ● 타임

아토피 〈허브 편〉

가려워서 무의식중에 긁다보면 악화되기 쉬운 아토피.
식물의 힘으로 염증과 가려움증을 진정시키면 피부상태가 개선된다.

저먼 캐모마일 (허브)
항염증 효과가 높은 허브

저먼 캐모마일(카밀레)은 '알레르기 약'이라고 칭할 정도로 허브티와 에센셜 오일 모두 효과가 탁월하다. 저먼 캐모마일에 함유된 아줄렌이라는 성분은 일반적으로 판매되는 가글케어 제품 등에도 배합되어 있는 뛰어난 항염증 성분이다. 아토피로 긁어서 염증이 생긴 피부를 진정시키는 데 도움을 준다.

그리고 또 하나 중요한 작용이 항히스타민 작용이다. 히스타민은 세포 내에 보통 존재하는 것으로 히스타민이 대량으로 분비되면 가려움을 일으킨다. 이 히스타민 분비를 억제해서 아토피와 알레르기

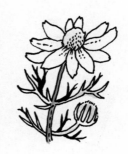

증상을 완화시켜준다. 진정 작용도 뛰어나서 긴장 · 스트레스가 원인인 알레르기 치료에도 권장된다.

허브티를 마시는 경우는 10분 이상 천천히 추출한 것이 좋다. 다만 같은 캐모마일이라도 로만 캐모마일에는 아줄렌이 함유되어 있지 않으므로 반드시 저먼 캐모마일을 고르자.

저먼 캐모마일 (에센셜 오일)
피부에 발라서 가려움을 진정시킨다

저먼 캐모마일(카밀레) 에센셜 오일은 진한 파란색이 특징이다. 베이스 오일 5 ml 에 에센셜 오일 1방울을 섞어 피부에 직접 바르면 효과적이다. 베이스 오일과 함께 면솜에 적셔서 환부에 습포하는 것도 권장된다. 저먼 캐모마일에 들어 있는 항염증 성분인 아줄렌의 작용으로 가려움과 상처가 한결 누그러진다.

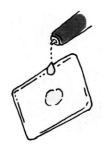

또 피부 증상뿐 아니라 아토피로 인한 스트레스도 풀어준다. 약 4,000년 전부터 유럽에서 즐겨 사용되었고 민감성 피부용 화장품이나 목욕제에도 많이 쓰이고 있는 허브의 대표 격이다.

헴프씨드, 달맞이꽃 (오일)

아토피 개선에 좋은 오일

헴프씨드 오일은 피부 장벽 기능을 높여주는 작용을 한다. 산뜻한 넛츠 풍미이고 열에 약하므로 샐러드 등에 넣어서 섭취하는 것이 좋다. 신진대사를 활발하게 해서 면역력을 높여 알레르기 반응을 억제해주는, 오메가3와 오메가6가 1 : 3의 비율로 들어 있는 이상적인 오일이다.

또 유럽 등지의 병원에서 아토피 치료에 이용하는 달맞이꽃도 추천할 만하다. 달맞이꽃은 팅크, 진액, 오일캡슐 등 편의에 따라 섭취하자.

자연약 리스트

● 저먼 캐모마일   ● 헴프씨드   ● 달맞이꽃

아토피 〈식물 편〉

예로부터 즐겨 사용해온 식물도 아토피 케어에 이용 가능하다.
몸을 따뜻하게 해주고 증상을 완화시키는 한방의 지혜를 활용하자.

쑥 (허브)

몸을 덥혀주고 피부도 촉촉하게

한의학에서는 아토피 치료에 있어 '몸을 따뜻하게 하고 혈류를
개선하는 것'을 중요하게 여긴다. 이에 대한 효과적인 방법이 욕조에
쑥을 넣어 목욕하는 것이다. 한방 약제상에 가면 큰 주머니에 꽉 채
운 쑥잎이 '애엽(艾葉)'이라는 이름으로 판매되고 있으니 이것을 사용
하면 된다.

쑥 한 줌과 물을 냄비에 넣고 10분 정도 뭉근하게 끓여서 그 즙을
욕조에 넣어 입욕한다. 번거로우면 차를 우리는 팩에 쑥잎을 채워서
그대로 욕조에 넣어도 좋다. 쑥은 보온효과가 높고 혈액 순환을 촉진
시켜주므로 전신이 훈훈해진다. 또 쑥은 약용으로도 쓰일 만큼 진통
작용, 항염증 작용이 있을 뿐더러 피부를 촉촉하게 하는 식물이다.

날이 더워지면 가려워지기 쉬운 아토피 피부도 쑥 목욕이라면 차분히 가라앉는다. 아토피뿐만 아니라 습진 때문에 염증이 생긴 피부에도 권한다.

아토피나 신경통, 빈혈 등으로 고생하는 사람에게 효과가 좋으며, 차로 마셔도 효과가 뛰어나다. 그다지 맛이 있지는 않으므로 꿀같은 단맛을 더해서 마시면 좋다.

양미역취 (허브)

가려움이 진정되는 보습 입욕에

쑥은 항균 작용과 항염증 작용이 뛰어나서 산후에 질을 보호하기 위해 팩으로 쓰기도 한다. 긁어서 상처가 생기기 쉬운 아토피 피부도 쑥 목욕이라면 가려워지지 않고 상처 치유를 앞당길 수 있다.

양미역취 역시 효과가 높다. 말린 것을 차 팩 등에 채워서 욕조에 넣어 활용하면 탁월한 보온효과와 독소 배출효과, 항염증 작용을 두루 갖춘 목욕제가 된다. 쑥과 양미역취 모두 아토피를 '완치하는' 것은 아니지만 지독한 가려움증과 통증

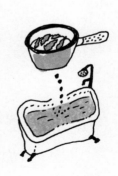

중세 이후에 유행한 한방약, 자운고

자운고는 자근(紫根)이라는 생약과 참기름, 그리고 밀랍 등을 빚어서 만든 크림이다. 이는 명나라 서책에 있는 처방을 근거로 일본 의사가 만든 유서 있는 연고로, 가려움증과 염증을 억제하는 데 도움이 된다고 해서 17세기 이후에 유행했다. 오늘날에는 약국에서 쉽게 구할 수 있는 효과가 뛰어난 연고이다. 염증을 진정시키고 상처를 남기지 않으면서 낫게 하는 작용이 탁월해서 아토피로 인해 거칠어진 피부나 욕창 케어에 바르면 좋다. 화상과 상처 등이 있을 때에는 자운고를 납작하게 바른 뒤 랩을 붙여 밀착시키면 회복이 훨씬 앞당겨진다.

을 가라앉히면서 몸을 덥히고 피부를 촉촉하게 해주므로 증상이 한결 가벼워진다.

자연약 리스트

● 쑥   ● 양미역취   ● 자근

알레르기

알레르기가 발증하는 원인은 식품에서부터 집먼지까지 다양하다.
알레르기는 면역질환이므로 식물의 힘으로 면역력을 회복하자.

저먼 캐모마일 (허브, 에센셜 오일)
부작용이 없는 항히스타민 식물

앞서 아토피 항목에서도 소개한 저먼 캐모마일(카밀레)에는 알레르기 증상을 일으키는 히스타민이라는 물질을 억제하는 작용이 있다. 저먼 캐모마일은 화학적인 항히스타민 약처럼 알레르기 반응을 가라앉히면서도 졸음 등의 부작용이 없는 것이 특징이다. 심신 안정 작용도 있으므로 허브티로 마시거나 베이스 오일에 에센셜 오일을 더해서 마사지하는 것도 좋은 방법이다. 에센셜 오일은 항염증 작용이 있으며 파란색을 띠고 있다.

캣츠클로, 에키네시아 (허브)
면역력을 정돈해준다 ···

알레르기는 그 메커니즘이 아직 완전히 해명되지 않았지만 면역력 저하가 원인 중 하나라고 한다. 그런 면역력을 높여주는 것이 캣츠클로인데, 알레르기로 발생하는 체내 염증을 억제하고 면역력을 증강하는 알카로이드가 6종류나 함유되어 있다. 캣츠클로가 들어 있는 건강기능식품이나 차로 섭취할 수 있다. 또 환경 변화로 면역력이 떨어졌을 때에는 에키네시아도 효과적이다. 기온과 기압 변화 등으로 체력이 떨어졌을 때에는 허브티나 팅크를 시도해보자.

아슈와간다 (허브)
슈퍼 항알레르기 식물 ·····················

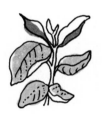

아슈와간다는 일본에서는 아직 지명도가 낮지만 인도 아유르베다(한의학 같은 인도의 전통 의학_역자)에서 '허브의 여왕'으로 잘 알려져 있다. 항염증 작용과 면역력 증강 작용이 뛰어나서 아슈와간다를 이용한 항암제 연구도 진행되고 있는 슈퍼 허브이다. 정력제로 쓰이기도 해서 구미에서는 자녀를 갖고 싶은 사람을 위한 건강기능식품에도 배합되어 있다. 사포닌류와 알카로이드류 등 알레르기 증상을 가라앉혀주는 성분이 많은 것이 특징이다. 아슈와간다를 재배하는 어느 지역에서는 노인이 이것을 먹으면 건강하게 장수하다 편안하고 쉽게 죽음을 맞이한다는 이야기가 전해 내려온다. 일본에서는 건강기능식품으로 섭취하는 것이 간편한 방법이다.

잎새버섯
버섯류 중에서도 특별한 '알레르기 약'

포자로 만들어진 것은 면역 조정 기능이 높아서 이른바 알레르기 약과 같은 작용을 한다. 특히 잎새버섯에는 면역세포를 활성화하는 물질이 함유되어 있다. 베타-글루칸과 MD프랙션 성분이 알레르기가 잘 일어나지 않고 면역력 높은 몸으로 만들어준다. 알레르기가 걱정되는 사람에게는 조림이나 구이 혹은 된장국에 넣는 등 매일 섭취하면 좋은 식재료이다.

자연약 리스트

- 저먼 캐모마일
- 캣츠클로
- 에키네시아
- 아슈와간다
- 잎새버섯

더위를 먹었을 때

더위에 지치면 식욕이 나지 않고 몸이 나른해지며 붓기도 한다.
피로 회복과 남아 있는 수분 배출을 도와주는 것을 적절히 조합하자.

마테차
플라보노이드가 풍부한 '마시는 샐러드'

철분과 칼슘 등의 미네랄, 비타민 A와 B, 그리고 플라보노이드를
풍부하게 함유한 마테차는 '마시는 샐러드'로 잘 알려져 있다. 더위
를 먹었을 때 섭취하면 귀중한 영양공급원이 될 뿐더러 항산화 작용
은 물론 칼로리를 연소하며 면역력도 높여주기에 지친 몸을 회복시
켜준다. 심신 피로에도 효과적이므로 여름 음료로 마련해두어도 좋
다. 다만 너무 차게 해서 마시면 위가 차가워져 신진대사가 원활하지
않게 되므로 가급적 따뜻하게 해서 마시자.

하이비스커스+로즈힙 (허브)
간편하게 피로를 회복시키는 비타민 C원 ·····················

비타민 C는 항산화 작용이 높고 피로회복과 스트레스 완화에 빼놓을 수 없는 영양원이다. 비타민 C가 풍부한 허브티를 마시는 것도 좋은 방법인데 하이비스커스와 로즈힙의 허브티는 향과 색이 좋고 여름을 탈 때에도 마시기 쉬우므로 꼭 상비하자. 이 두 개를 혼합하면 간편하고 영양가 높은 차가 되어준다. 비타민 C는 몸에 축적되지 않으므로 음식이나 차로 조금씩 섭취해서 피로회복 효과를 높이자.

고수, 여주
독소 배출+비타민, 미네랄 보급에 효과 ··········

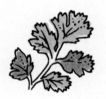

고수(코리안더, 향채)는 타이와 말레이시아, 인도네시아 등 더운 지역 음식에 거의 항상 들어 있는 채소이다. 여름에 땀을 많이 흘려 자칫 비타민과 미네랄을 잃기 쉬운 몸을 보완해주는 채소로 유명하다. 고수의 독특한 향기 성분은 지방을 흡착해서 배출하는 작용을 한다.

마찬가지로 더운 지역에서 인기 있는 여주도 여름에 지칠 때 약이 되는 식재료이다. 풍부한 비타민을 효율적으로 섭취하려면 단백질을 함께 먹을 수 있는 메뉴가 좋다. 오키나와식 여주 볶음(계란이나 두부, 돼지고기 등을 함께 넣어 볶는다_역자)도 이치에 딱 맞는 섭취 방법이다.

감주

영양가가 높은 '마시는 링거' ···

감주(甘酒)는 기호품으로 여기기 쉽지만 제대로 전통적인 방법으로 발효시킨 것은 더위를 먹었을 때에도 즉시 효험을 발휘하는 영양 덩어리이다. 특히 감주에 들어 있는 아미노레뷸린산은 에너지 대사에 빼놓을 수 없는 중요한 아미노산으로 대사력과 세포재생력을 높여준다. 여름을 탈 때에는 체내의 수분이 땀과 함께 빠져나가는데 감주는 이들도 보완해줄 수 있는 음료로 적합하다. 일본에서는 8세기 경부터 마셔왔다고 할 정도로 예부터 전해 내려오는 영양음료이다. 시중에 판매되는 제품이라면 설탕을 첨가하지 않고 누룩으로 발효시킨 것을 선택하자.

자연약 리스트

● 마테차   ● 하이비스커스   ● 로즈힙

● 고수   ● 여주   ● 감주

숙취

과음한 후의 숙취에도 식물의 힘은 효과를 발휘한다.
해독 작용을 이용해서 메슥거림 같은 위장의 불쾌감을 해소하자.

우메보시

알코올의 독을 배출한다

우메보시의 신맛 속에는 해독 작용이 있는 구연산과 간 기능을
활성화하는 피크르산이 함유되어 있다. 일본에서는 예로부터 숙취
해소와 해열제로 쓰여 왔으며 멀미에도 좋다. 녹차에 우메보시를 넣
고 과육을 으깨서 간편하게 마실 수도 있지만 시간적인 여유가 있다
면 매실간장번차(39페이지)로 해서 마시면 더욱 효과를 볼 수 있다. 숙
취 때에도 마시기 쉬우며 몸을 따뜻하게 해서 내장을 건강하게 해준
다. 요즘처럼 달고 먹기 쉬운 우메보시가 아니라 전통적인 제조 방법
으로 만든 신 우메보시를 고르는 것이 포인트이다.

강황 (허브)
구역질과 멍한 느낌을 해소 ·····································

강황(튜메릭)은 일본에서 음주의 동반자로 너무나도 잘 알려져 있다. 이는 강황에 함유된 커큐민이라는 폴리페놀이 간장의 해독 기능을 도와주기 때문이다. 최근에는 강황이 들어 있는 건강기능식품이 많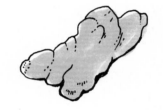이 나와 있어 간편하게 이용할 수 있다. 술은 물론 기름진 음식을 지나치게 섭취하거나 스트레스로 약해진 간장에도 잘 듣는다.

페퍼민트, 린덴 (허브)
상쾌한 향과 성분으로 위를 편안하게 ························

숙취로 속이 더부룩하고 메스꺼울 때에는 상쾌한 페퍼민트(박하) 허브티가 안성맞춤이다. 청량감이 있고 항염증과 혈행 촉진 작용이 있는 멘톨 성분이 소화를 촉진하고 위장 회복을 도와준다. 또 이 성분은 점액에 잘 붙는 성질이 있어 숙취로 위 점막의 상태가 나빠졌을 때에도 효과적이다. 생 허브로 만든 민트티도 맛있지만 더 많은 약효를 얻고 싶다면 말린 허브티를 마시자. 페퍼민트에 린덴(보리수)을 혼합하면 숙취 해소에 최고의 음료가 된다. 린덴에는 노폐물을 배출하는 작용과 함께 이뇨, 소화 촉진 등 숙취 해소에 필요한 효능이 있으며, 린덴은 부종 해소와 다이어트에도 좋은 허브이다.

주니퍼베리 (허브, 에센셜 오일)
허브뿐 아니라 향기에도 뛰어난 배출 작용이 있다 ·············

주니퍼베리는 알파-피넨과 미르센 같은 독소 배출 성분을 많이 함유하고 있어 간 기능을 활성화하고 알코올을 배출하므로 숙취로 인한 두통에 효과적이다. 일본에서는 허브워터나 리퀴드도 시판하고 있으므로 간편하게 구할 수 있다. 또 주니퍼베리 에센셜 오일은 향을 맡기만 해도 상당히 개운한 느낌이 든다. 베이스 오일에 섞어서 가슴에 바르거나 시간적인 여유가 있으면 주니퍼베리 에센셜 오일을 넣어 목욕하는 방법도 추천한다. 레몬이나 로즈마리와 혼합해도 좋다.

자연약 리스트
● 매실   ● 강황   ● 페퍼민트   ● 린덴   ● 주니퍼베리

자양강장 〈쉽게 피곤해짐〉

몸이 피곤하면 면역기능도 떨어진 상태이다.
일상의 피로는 물론 산후 체력이 약해졌을 때에도 좋은 방법을 소개한다.

마늘, 양파
함께 섭취하면 자양강장의 바탕

마늘과 양파는 쉽게 구할 수 있는 식재료이면서도 알리신 성분이
풍부하게 들어 있어 자양강장에 안성맞춤이다. 알리신은 비타민 B_1
과 결합해서 알리티아민이라는 건강의 바탕이 되는 성분을 생성한
다. '피로회복을 위해서는 돼지고기와 현미, 콩의 비타민 B_1을 섭취
하라'는 말이 있듯이 자양강장을 기대하려면 알리신이 필요하다. 양
파에는 비타민 B_1도 함유되어 있어 마늘과 함께 섭취하면 상승효과
를 발휘하여 피로를 회복시켜준다. 돼지고기와 양파, 마늘을 함께 볶
아주면 최강의 피로회복 메뉴가 된다.

또 피곤해진 몸은 혈류가 정체되기 마련이다. 이는 대사량을 낮
춰서 저연비로 상황을 극복하려는 몸의 방어반응이다. 마늘에는 이

런 몸을 덥혀주는 작용도 있기에 일석이
조이다. 체온이 올라가면 알리신이 작용
하기 쉬워지고 몸의 바탕이 회복된다. 또
피로해진 몸에는 양파 껍질도 효과적이
다. 시판되는 양파가루를 국이나 찌개에
넣어 섭취하는 것도 좋은 방법이다.

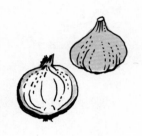

아슈와간다, 에키네시아 (허브)
면역력을 높여 체력 증강

아슈와간다는 인도의 아유르베다에서 자양강장제와 자기면역질
환 치료에 쓰는 허브이다. 만능 식물이라 하는 아답토젠 허브(254페
이지)여서 흡수가 잘 되고 심한 피로를 느낄 때에 안성맞춤이다. 잎은
허브티로, 뿌리는 팅크나 건강기능식품으로 섭취하는 것이 편리하고
효과적이다. 또한 에키네시아도 면역력을 높여주므로 피로를 느끼면
곧바로 허브티나 팅크를 섭취하자. 인삼도 자양강장 작용으로 널리
알려진 허브인데 여기에는 성호르몬에 가까운 스테로이드 성분이
들어 있어 정력증강에도 작용한다. 정력보다 체력 회복이 먼저인 격
심한 피로에는 아슈와간다가 훨씬 효과적이다.

레몬
피로물질을 구연산이 분해 ·······························

레몬에 많이 함유된 구연산은 피로물질인 젖산을 분해하여 피로 회복을 도와준다. 레몬을 먹을 때에는 시판하는 레몬주스가 아니라 그 자리에서 바로 짜서 마시도록 하자. 운동 시 지참하는 경우에는 물에 레몬을 넣어두었다가 마실 때 다시 한 번 껍질을 꼭 짜면 좀 더 효과를 볼 수 있다. 자몽이나 식초, 우메보시 등도 구연산을 함유하고 있다. 쉽게 피로를 느끼는 사람은 일상적으로 매실간장번차(만드는 법은 40페이지)를 마시며 몸을 따뜻하게 하면서 회복을 꾀하는 것이 좋다.

자연약 리스트

- 마늘
- 양파
- 아슈와간다
- 에키네시아
- 레몬
- 매실

정력증강

'정력증강'은 남성의 영역이라고 여기기 쉽지만 본래 여성도 관계하는 것.
면역기능과도 결부되므로 중요하게 생각하자.

인삼 (허브)

에스트로겐 양(樣) 작용으로 여성의 정력을 높여준다

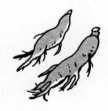

인삼에 들어 있는 진세노이드라는 성분에
는 여성호르몬의 에스트로겐과 유사한 작용이
있어 남성과 여성 모두에게 정력증강이나 피
로회복을 원할 때에 권장된다. 섹시함의 중요
성을 일깨우고 싶은 경우에, 그리고 40대에 성욕이 일어나지 않거나
발기부전으로 고민하는 남성은 면역력이 약해졌다는 증거이므로 팅
크나 건강기능식품으로 조기에 섭취하자.

＊'에스트로겐 양(樣) 작용'에 대해서는 254페이지 참조

🔸 마카 (허브)
호르몬 균형을 정상화 ·

슈퍼 푸드로 이름난 마카는 페루가 원산지인 식물 뿌리로 호르몬을 균형있게 바로잡아주는 작용이 있다. 성호르몬에 가까운 스테로이드 성분의 함유율이 높고 자율신경을 조절해주므로 생리불순이나 냉증 등에 효능을 발휘한다. 여성의 몸을 정돈해주므로 임신을 준비하는 여성이 이용해도 좋다. 또 아미노산과 미네랄, 비타민류도 풍부해서 피로를 심하게 느낄 때에도 권장된다. 그 밖에 아르기닌이라는 물질도 함유되어 있어 성장호르몬 분비를 촉진시켜준다.

🔸 가시오갈피 (허브)
심신의 피로를 없애준다 ·

가시오갈피(시베리안진생)는 뿌리 부분에 비타민 A와 세사민 등 많은 성분을 함유하고 있다. 심신의 스트레스가 많이 쌓였을 때에도 효과가 좋은데, 가시오갈피도 인삼과 같이 만능이라고 부르는 아답토젠 허브(254페이지)이다. 심한 피로나 병후 회복을 꾀할 때 혹은 정신적인 스트레스를 해소하고 싶을 때에도 효과가 좋다. 면역력과 저항력을 높여주는 점은 인삼과 비슷하지만 자율신경을 조절하고 집중력과 순발력, 운동능력을 높여주는 작용은 가시오갈피가 가진 고유의 특징이다. 허브티나 팅크, 건강기능식품, 인삼주 등 각자의 상황이나 편의에 따라서 섭취하자. 다만 모유를 멎게 하는 작용이 있으니 수유 중인 사람은 주의가 필요하다. 아기에게 유해한 성분은 아니므로 젖을 뗄 무렵부터 사용해도 좋겠다.

아스파라거스, 검은깨
남성에게 권장되는 2대 성분을 함유

남성의 정력증강으로 권장되는 것이 아스파라거스와 콩나물에 들어 있는 성분인 아스파라긴산이다. 이는 흥분계 중추신경에 작용하는 신경전달물질이기도 하며 피로회복과 단백질 합성에도 관여한다. 또 검은깨나 마늘, 굴이나 간 등에 함유된 아연도 '성(性) 미네랄'이라고 일컬으며 정자의 질과 양에 관계되므로 적극적으로 섭취하자. 아연은 인체에 있는 효소 중 100종류 정도의 재료도 되어주므로 피부 및 모발 미용에도 효과적이다.

자연약 리스트				
● 인삼	● 마카	● 가시오갈피	● 아스파라거스	● 검은깨

안구 건조 · 피로

컴퓨터와 스마트폰을 자주 사용하는 현대인은 눈을 혹사하기 쉽다.
이는 정신적인 피로에도 깊이 관련되므로 조기에 바로잡도록 유의하자.

패션플라워 (허브)
신경 피로가 원인일 때

불면에 시달릴 때에 자주 사용하는 패션플라워. 신경을 너무 많
이 써서 잠을 잘 이루지 못하는 것이나 눈의 피로는 메커니즘이 흡
사한데 여기에는 패션플라워 허브티가 매우 효과적이다. 패션플라워
에 들어 있는 알칼로이드류 성분이 지나치게 흥분한 교감신경중추
를 정상으로 되돌려준다.

다만 운전하기 전에 마시는 것과 항우울제와의 병용은 금물이다.

아이브라이트 (허브)

어린이도 좋은, 마시는 안약

아이브라이트(애기좁쌀풀)는 유럽에서는 시력 저하를 예방하는 허브로 어린이에게도 자주 마시게 한다. 눈 긴장이나 알레르기 증상을 가라앉히는 작용이 있어 컴퓨터를 자주 보는 사람이나 섬세한 작업으로 자칫 눈을 혹사하기 쉬운 직업을 가진 사람에게도 좋다. 항염증 작용도 높아서 눈이 충혈되거나 가려울 때에도 효과적이다. 시신경 피로는 우울증과도 결부되므로 조기에 치료하도록 유의하자.

국화 (허브)

눈의 피로를 완화시켜주는 비타민 A가 가득 ·····················

국화는 눈에 좋은 비타민 A가 대단히 풍부하고 미네랄과 항산화 성분도 가득하다. 눈의 피로를 완화하는 작용이 뛰어나서 눈이 피로하거나 건조하다고 느껴질 때에 허브티로 마시면 효과적이다. 다만 휴식 등 가벼운 용도의 차가 아니라 한방차로 판매되는 제품을 고르는 것이 포인트이다. 한국에서는 신경을 혹사하는 사람에게 좋은 차로 널리 알려져 있다. 맛이 썩 좋은 것은 아니지만 유효성분을 남김

없이 흡수하고 싶다면 차에 들어 있는 국화도 통째로 먹어버리자. 일본 음식 중에 있는 국화꽃 절임도 성분이 약간 다르지만 비타민 A와 항산화 성분이 풍부하게 들어 있어 눈의 피로 완화에 도움을 준다.

블루베리
안토시아닌으로 눈의 피로 회복을

눈에 좋은 과일로 이름난 블루베리는 안토시아닌을 풍부하게 함유하고 있다. 안토시아닌은 빛을 뇌에 전달하는 물질인 로돕신을 증가시키므로 눈의 피로 회복에 효과가 있다. 또 눈의 망막과 모세혈관의 혈행도 활발하게 한다.

북유럽처럼 겨울이 춥고 여름의 일조시간이 긴 지역에서 채취하는 블루베리 열매에 유효성분이 가장 풍부하게 들어 있다.

자연약 리스트

● 패션플라워   ● 아이브라이트   ● 국화   ● 블루베리

구내염

한 번 생기면 만성이 되어버리기 쉬운 구내염.
항균력이 높은 에센셜 오일과 비타민으로 조기에 치료하자.

라즈베리잎 (허브)

비타민 · 미네랄이 풍부한 점막 케어 허브

점막이 약해져서 생기는 구내염에는 비타민 섭취가 매우 중요하다. 라즈베리잎의 허브티는 비타민과 미네랄이 풍부하고 점막의 염증을 억제하는 효과도 있어 일석이조이다. 수렴 작용도 해서 구내염 외에 목의 통증이나 꽃가루 알레르기 증상 완화에도 도움이 된다. 라즈베리잎은 부인과 관련 질병에도 자주 등장하는 허브인데 입안과 여성의 민감한 부위가 '점막'으로 이루어져 있다는 점에서는 같기 때문이다. 약해진 점막의 컨디션을 조절하고 몸의 내부로부터 회복하도록 노력하자.

티트리 (에센셜 오일)

피부에 직접 바르는 에센셜 오일로 염증을 멎게 한다 ·············

티트리 에센셜 오일은 뛰어난 항균 작용을 자랑하는데다 환부에 직접 바를 수도 있는 편리한 에센셜 오일이다. 식용유 5㎖에 티트리를 1방울 섞어 면봉에 묻혀서 염증 부위에 살짝 바른다. 살균력과 항염증 작용이 뛰어난 라벤더도 똑같이 사용할 수 있다. 물 한 컵에 에센셜 오일을 1방울 떨어뜨려 가글하면 구내염과 입 냄새도 예방된다.

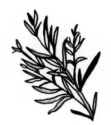

브로콜리

비타민 샤워로 점막을 보강 ·············

비타민 B군은 피부와 점막을 정돈하는 작용을 하는데 현대인의 일반적인 식생활에서는 부족하게 섭취하기 쉽다. 구내염에 자주 시달리는 사람은 의식적으로 비타민 B를 섭취하도록 한다. 이때 '비타민은 함께 작용한다'는 사실도 유의하자. 예컨대 비타민 B_1만 취하기보다 B_2, B_6도 동시에 섭취하는 편이 흡수를 좋게 해준다.

브로콜리처럼 비타민 B군이 균형 있게 함유된 식재료를 적극 권장한다. 그 밖의 식재료인 경우에는 선별하여 함께 먹도록 신경 쓰자. 비타민 B_1은 현미나 돼지고기, B_2는 낫또나 달걀, B_6는 참치나 꽁치 같은 어패류에 많이 들어 있다.

또 알코올은 체내의 비타민을 빼앗아가므로 구내염이 있는 사람은 가급적 삼간다.

MINI COLUMN

잇몸이 부었을 때에는 클로브를

충치도 아닌데 잇몸이 붓거나 이가 떠 있는 듯한 통증이⋯⋯. 이런 경우는 대개 피로해서 면역력이 떨어졌거나 어깨 결림으로 인한 통증이다. 곧바로 병원에 갈 수 없으나 입안에서 통증을 느낄 때에는 클로브 에센셜 오일이 한몫을 해준다. 이것은 '천연의 마약'이라고 부르기도 해서 면봉에 1방울 묻혀 잇몸에 바르면 통증이 싹 가라앉는다. 이는 향신료인 클로브에서 추출한 성분 때문인데, 일본에는 별로 알려져 있지 않지만 상비해두면 유용하게 쓸 수 있는 에센셜 오일이다.

자연약 리스트

- 라즈베리잎
- 티트리
- 라벤더
- 브로콜리
- 클로브

절상 · 화상

식물의 힘은 뛰어나서 작은 상처 정도는 금세 아물게 한다.
어린 자녀가 있는 가정이 상비하면 좋을 에센셜 오일과 허브를 소개한다.

라벤더 (에센셜 오일)
예로부터 사랑받는 만능 허브

라벤더는 살균력과 진통 작용, 그리고 피부 재생력 등 다양한 효능이 있다. 향의 주성분인 초산리나릴과 리나롤이 염증을 진정시켜 주므로 상처를 빨리 낫게 하고 흉터도 잘 남기지 않는다. 간혹 알레르기를 일으킬 염려가 있어 팔 안쪽에 패치테스트를 할 필요가 있지만 특별히 문제가 없으면 원액을 바르는 것이 좋다. 화상 등 상처 부위를 충분히 씻어낸 다음 손가락에 가제를 감고 라벤더 에센셜 오일을 적시거나 면봉에 묻혀서 상처에 직접 바른다.

프랑스에서는 출산 시에 회음 절개로 생긴 상처에 라벤더를 사용하기도 한다. 보통 절개한 상처가 남지만 라벤더 에센셜 오일을 꾸준히 바르면 흉터가 잘 보이지 않게 된다.

다만 이러한 효과를 기대하려면 프랑스와 이탈리아 등 기후 조건이 알맞은 지역에서 자란 것으로 만든 라벤더 에센셜 오일(초산리나릴과 리나롤이 전 성분의 70% 이상을 차지하는 것. 순정 라벤더라고 표기되기도 한다)이 좋다.

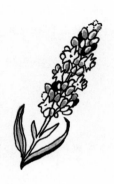

알로에 (허브)
'의사가 필요없다'는 천연 반창고

알로에는 미용 식재료로 널리 알려져 있지만 상처를 낫게 하고 살균 효과도 뛰어난 허브이다. 알로에 잎 속에 있는 젤리 상태인 흐물흐물한 부분의 즙은 바르기만 해도 세균 증식을 억제할 만큼 위력이 있다. 또 이 젤리 질은 무코다당류가 많이 함유되어 있어 상처나 화상 부위를 감싸서 보호해주는 작용도 한다.

예로부터 '알로에가 있으면 의사가 필요 없다'고 할 정도로 다양하게 쓸 수 있어 편리하다. 알로에는 벌레에 물렸을 때, 가벼운 동상 혹은 햇볕에 그을렸을 때에도 잘 듣는다. 재배하기가 쉬워서 가정에서 화분에 길러도 잘 자라기에 직접 길러서 사용해도 좋고 시판하는 알로에베라(잎 부분)를 구입하여 사용해도 좋다. 사용 방법은 반창고

대용이나 햇볕에 그을린 피부를 진정하는 팩으로 활용하거나 위장 기능 개선을 위해 직접 먹을 수도 있다.

털머위 (허브)
어린이가 있는 가정의 필수품

털머위는 별로 알려지지 않았지만 흙이 들어간 찰과상에 절대적인 효과를 발휘한다. 일본에서도 오래전부터 자생해왔고 찬찬히 살펴보면 뜰 한 구석에 조용히 자라고 있는 경우가 있다. 잡균이나 고름을 빨아내는 작용이 있기에 털머위를 짓이겨서 그 즙을 화상 등 상처에 발라 왔다. 가능하면 잎을 살짝 구워 상처에 붙여도 효과가 있다. '어린이가 있는 집 정원에 털머위가 자라고 있으면 좋다'는 말이 있듯이 좋은 재료이다.

자연약 리스트
● 라벤더　　　● 알로에　　　● 털머위

튼 살갗 · 독 오름

겨울철에 손발 끝이 갈라지거나 살갗이 텄을 때, 피부에 대한 자극으로 생긴
독 오름에는 보습을 해주면서 회복을 앞당기는 케어를 하자.

카렌듈라 (오일)
아기도 사용할 수 있는 '피부의 수호자'

카렌듈라는 민감성 피부를 보호하는 허브로 이름이 높고 아기 전
용 스킨케어 제품에도 많이 배합되어 있다. 카렌듈라 오일은 수증기
증류법으로 추출한 에센셜 오일이 아니라 오일에 꽃을 담가서 침출
한 것을 사용한다.

갓난아기나 산모의 산전 산후 스킨케어, 또 산후 질 케어에도 쓸
수 있을 정도로 오일이 순하며 비타민 A와 사포닌, 올레인산 등의 영
양소가 풍부하다. 심하게 건조하고 살갗이 갈라진 부위에도 부드럽
게 스며든다.

한편 비타민 A는 일반적으로 태양광에 약하다고 여겨지지만 카
렌듈라는 올레인산 같은 항산화 작용이 높은 성분도 함유하고 있어

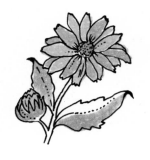

낮 시간에도 안심하고 사용할 수 있다.

오일을 그대로 바르거나 크림 등에 섞어서 피부 건조가 심한 부위나 갈라진 곳에 하루에 여러 차례 발라주자. 카렌듈라 성분이 배합된 크림도 판매되고 있다.

모링가 (오일)
'기적의 오일'로 부드러운 피부를

모링가(드럼스틱)는 아유르베다에서 친숙한 존재로, '기적의 나무' '차세대 슈퍼 푸드'라고 일컫는다. 모링가 씨앗에서 채취하는 오일은 피지에 가까운 지질인 올레인산이 70%를 차지하고 인간에게 필요한 필수아미노산을 모두 함유하고 있는 유일한 식물이다. 호호바 같은 베이스 오일보다 약간 고가이지만 피부 미용에 뛰어난 작용을 한다. 오일이 피부에 산뜻하게 스며들어 영양을 공급해주며 부드럽게 정돈해준다.

살갗이 트고 갈라진 부위는 피부가 굳어서 오일이 스며들기 어려워진 상태인데, 그런 피부에는 유연·보습·항염증 작용을 아울러 지닌 모링가 오일이 안성맞춤이다. 노인이나 아기에게도 사용할 수 있을 정도로 순하며 탁월한 보습 효과를 발휘한다.

🔹 라벤더, 저먼 캐모마일 (에센셜 오일)
독 오름에는 항염증 작용이 있는 에센셜 오일 · · · · · · · · · · · · · ·

독 오름에는 피부를 재생하는 작용이 있는 라벤더(108페이지)와
항염증 작용이 있는 저먼 캐모마일(81페이지)이 좋다. 앞서 설명한 카
렌듈라 오일을 베이스 오일로 해서 라벤더나 저먼 캐모마일 에센셜
오일을 수 방울 섞어 마사지하면 상승효과가 더욱 높아진다. 또 아기
의 기저귀 발진에는 라벤더나 저먼 캐모마일 에센셜 오일을 만드는
과정에서 얻어지는 플로랄 워터를 로션 대용으로 이용해도 좋다. 이
는 에센셜 오일만큼 성분이 강하지 않아서 아기에게도 안심하며 사
용할 수 있다.

자연약 리스트

● 카렌듈라   ● 모링가   ● 라벤더   ● 저먼 캐모마일

타박상

혈액과 림프액이 고여 버리는(울체, 울혈) 타박상.
이들의 흐름을 좋게 하고 통증도 가라앉혀주는 허브를 활용하자.

사이프러스, 라벤더 (에센셜 오일)
흐름을 개선해서 부종을 가라앉힌다

타박상을 에센셜 오일로 치료하고 싶다면 사이프러스를 권한다. 림프와 혈액의 정체에 즉각 효과를 발휘하여 체내 수분과 노폐물을 쏙 빼내준다. 사이프러스의 향은 삼림욕을 하는 것처럼 기분을 상쾌하게 해주는데 유럽에서는 사이프러스로 관을 짠다고 할 정도로 신성하게 여기는 식물이다. 혈관을 수축하는 작용도 있어 환부의 붓기를 가라앉히고 회복을 순조롭게 이끌어준다. 간병 현장에서는 고령 환자가 거동할 수 없어 자리에 누워 있으면 정맥류에 시달리는 경우가 많은데 그러한 심각한 증상에도 활용되는 강력한 에센셜 오일이다. 베이스 오일에 섞어서 환부에 발라준다.

또 진통 작용이 있는 라벤더 에센셜 오일도 유럽 민간요법에서 자주 쓰이는 것 중 하나이다. 유효성분 함유량이 높은 순정 라벤더 에센셜 오일은 그 자체를 피부에 직접 바를 수 있다. 타박상의 통증이나 붓기를 가라앉혀주는 특효약이다. 라벤더의 온화한 향이 통증에 시달려 괴로워하는 기분도 풀어준다.

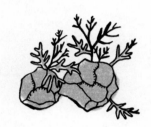

약모밀 (허브)
살균 효과가 뛰어난 생약 ···

약모밀(어성초)은 일본에서 오래전부터 민간약으로 쓰여 왔다. 약모밀에 들어 있는 특별한 클로로필 덕분에 약모밀은 살균력과 정혈력이 뛰어나고 지혈도 해주는 편리한 허브이다. 타박상이나 상처가 난 부위를 잘 씻어낸 뒤 생 약모밀을 짓이겨 즙을 바르면 붓기가 싹 가라앉는다. 약모밀의 싱싱한 새잎을 따서 말려두었다가 아이가 타박상을 입고 돌아오면 목욕하게 하면서 욕조에 약모밀을 넣어도 좋다.

약모밀을 주위에서 구하기 어려우면 한약재상에서 애엽이라는 이름으로 판매되는 쑥을 이용해도 좋다. 차를 우리는 주머니에 쑥 잎을 채워 그대로 욕조에 넣어도 되지만 작은 냄비에 10분 정도 끓여

추출한 진액을 욕조에 넣는 방법을 권한다.

토란
자연 소재로 수제 습포를

아토피나 천식이 있는 사람이 시판하는 습포제을 이용하는 경우 습포제에 함유된 방부제나 증점제 때문에 독이 오르는 것을 자주 볼 수 있는데, 그때에는 꼭 토란으로 습포를 하자. 토란 간 것(혹은 시판 하는 토란가루를 물에 갠 것)에 생강 간 것과 밀가루를 풀어 녹인 약간의 물, 그리고 소금 약간을 더해 가제에 발라서 환부에 붙이면 효과적이 다. 윈터그린 에센셜 오일이 있을 때에는 수 방울 더하면 통증이 가 라앉는다. 출산 후 회음부 습포에도 사용할 수 있을 만큼 안전한 수 제 습포이다(189페이지).

자연약 리스트

- 사이프러스
- 쑥
- 라벤더
- 토란
- 약모밀
- 윈터그린

근육 피로 〈운동 후·건초염〉

판매하는 습포제보다는 식물의 힘을 빌려보자.
굳어진 근육과 피로를 에센셜 오일과 허브로 말끔하게 씻어내자.

윈터그린 (에센셜 오일)
천연 습포제로 긴장 해소

윈터그린 에센셜 오일은 판매하는 습포제의 주성분으로 피로물질인 젖산 배출 작용이 있는 살리틸산메틸을 무려 9할 이상 함유하고 있다. 시판하는 습포제를 사용할 때 부어오르는 사람도 천연 성분이라면 안심하고 쓸 수 있을 것이다. 윈터그린은 북미 원주민 사이에서 통증과 열을 가라앉히는 약초로 매우 귀하게 여겨졌다고 한다. 상쾌한 향기 성분이 스며들어 통증과 긴장을 풀어주지만 성분이 매우 강해서 간혹 알레르기를 일으키는 수가 있으니 사용 전에 반드시 패치테스트를 한다.

● 로즈마리 (에센셜 오일)
상쾌한 향으로 피로물질을 제거 ·····························

로즈마리는 삼림욕을 하는 듯 독특한 향이 있고 요리에도 자주
이용된다. 로즈마리 에센셜 오일은 혈류를 촉진하고 울체를 개선하
며 염증이나 통증을 완화시켜주기도 한다. 신경이나 근육에 작용하
는 성분을 풍부하게 함유하고 있다. 혈류를 좋게 해서 피로물질을 배
출하는 데 최적이며 상쾌한 향은 머리를 개운하게 해준다. 손바닥에
베이스 오일을 500원 동전 크기 정도로 덜고 에센셜 오일을 2~3방
울 떨어뜨려 섞은 다음 피로가 느껴지는 부위에 바른다.

● 로즈힙 (허브)
비타민 C와 E가 풍부한 '비타민 덩어리'

운동으로 다량의 산소를 소비하면 체내에 활성산소가 발생한다.
이것은 근육과 피부를 손상시키는 원료이므로 비타민 C와 E 같은 항
산화 작용이 높은 성분으로 없애주자. 그럴 때에 적합한 허브가 비타
민 C와 E, 칼슘과 철분, 폴리페놀이 가득 들어 있는 로즈힙이다. 근육
운동으로 생기는 피로물질인 젖산을 분해하는 작용도 하므로 운동

후 피로 회복에 잘 듣는다. 로즈힙 티가 간편한 섭취방법인데 '차를 마실 뿐 아니라 차를 우리고 남은 열매도 먹는다'는 점에 유의하자. 차에 추출되는 비타민 C는 약 절반 정도이고, 열매에 상당한 유효성분이 남아있기 때문이다. 남김없이 통째로 성분을 흡수하자.

아르니카 (오일)
통증을 부드럽게 가라앉힌다

아르니카는 국화과의 꽃으로 에센셜 오일이 아니라 오일에 꽃을 담가서 성분을 추출한다. 혈류를 촉진하고 통증을 완화하며 피부를 재생하는 작용으로 알려져 있으며 아르니카를 배합한 연고나 크림이 판매되고 있다. 운동 후 굳어진 근육과 어깨 결림, 건초염 등을 풀어주는 데에도 효과적이다. 조금 느리게 작용하지만 알레르기 반응이 없어 누구나 쉽게 활용할 수 있는 오일이다.

자연약 리스트

● 윈터그린　　● 로즈마리　　● 로즈힙　　● 아르니카

관절통 · 무릎 통증

팔꿈치나 무릎 통증이 있을 때에는 주위의 근육이 유착된 상태이다.
근육을 풀고 이완시켜 괴로운 통증을 말끔히 해소하자.

홀리바질 (에센셜 오일)
염증과 통증을 제거한다

바질 중에서 식용으로 친숙한 것이 스위트바질인데 이와 다르게
아유르베다에서 '불로불사의 약'으로 알려진 것은 홀리바질이다. 아
답토젠 허브(254페이지)로서 염증을 제거하고 면역력도 높여주는 등
약효가 뛰어나서 '신성한(holy) 바질'이라고 이름이 붙었을 정도이다.

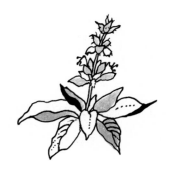

이 허브에 함유된 베타-카리오필렌이라는 성분이 통증 완화를 도와주기 때문에 관절통에도 잘 듣는다.

관절통이 있는 경우에는 베이스 오일에 홀리바질 에센셜 오일을 떨어뜨려 관절과 그 주위 근육에 바르자. 윈터그린 같이 강한 향이나 화한 느낌이 없고 아르니카보다 효과적이어서 쓰기 편리한 에센셜 오일이다. 울체가 생긴 좌골신경통에도 효과적인데 그럴 때에는 서혜부와 엉덩이뼈, 꼬리뼈 주변에 바른다.

윈터그린 (에센셜 오일)
근육이 뭉쳤을 때 만능인 허브 ·······················

습포제 원료로 잘 알려진 살리틸산메틸 함유량이 높은 윈터그린 에센셜 오일은 근육의 유착이나 경직을 동반하는 관절통에 효험이 있다.

관절통에는 어깨 결림(63페이지)과 근육 피로(117페이지)에서 소개한 것과 같은 방법으로 윈터그린 에센셜 오일을 베이스 오일에 희석하여 마사지하자. 시원한 향과 감촉이 기분을 편안하게 하고 통증과 뭉친 근육도 풀어준다.

타박상에서 소개한 토란 습포(116페이지)에도 윈터그린 에센셜 오일을 섞어 넣으면 더욱 빠른 효과를 기대할 수 있다.

MINI COLUMN

우리 집 필수품인 코파이바

코파이바는 아로마 오일로는 그다지 일반적이지 않지만 수액의 약효 때문에 아마존 유역 주변에서 '신에게 선택받은 나무'라고 일컫는다. 코파이바 열매에 40가지가 넘는 약리성분이 함유되어 있는데 그중에서도 항염증 작용을 지닌 베타-카리오필렌의 함유량이 식물 중에서 가장 높다고 한다. 상처를 달고 한창 자랄 무렵인 어린이가 있는 집에서는 코파이바 에센셜 오일이 1년에 5병은 쓰일 정도로 그 활용도가 높다. 상처나 타박상이 끊이지 않는 어린이나 관절통 · 욕창에 시달리는 고령자가 있는 가정에는 꼭 상비하면 좋은 에센셜 오일이다.

자연약 리스트

● 홀리바질   ● 윈터그린   ● 토란   ● 코파이바

벌레 물림

방치하면 심하게 붓고 가려워지기도 하는 벌레 물림.
자연의 힘을 이용하여 흉터가 남지 않도록 확실히 보살피자.

털머위 (허브)

항균 작용으로 벌레에 물린 흉터 예방

털머위는 잡초라고 여겨지기 쉽지만 그 열매가 뛰어난 약효를 발휘하는 약초이다. WHO(세계보건기구)가 선정한 '21세기에 남겨야 할 주요 약초'에 들어 있으며, 풋풋한 향기가 있고, 강한 항균 작용을 하는 성분이 함유되어 있다. 잎을 문질러서 나오는 즙을 벌레에 물린 부위에 발라두면 흉터가 남지 않고 깨끗하게 낫는다.

라벤더, 티트리 (에센셜 오일)

살균력과 항염증 작용이 뛰어난 2대 에센셜 오일

라벤더와 티트리 에센셜 오일은 각각 뛰어난 살균력과 항염증 작용, 그리고 피부 재생 작용을 지니고 있다. 벌레에 물렸을 때에는 이두 가지 에센셜 오일을 혼합하면 매우 강력한 효과를 얻을 수 있다. 1 : 1의 비율로 혼합하여 벌레에 물린 부위에 그대로 바르면 되기에 사용이 편리할 뿐더러 상처도 흉터를 남기지 않고 한결 빨리 낫게 된다. 가정에 꼭 상비할 것을 권한다.

자연약 리스트

● 털머위   ● 라벤더   ● 티트리

방충

시판하는 방충제에 발진하는 경우가 종종 있다. 방충제보다는
벌레를 가까이 오지 못하게 하는 허브를 적절히 이용하여 퇴치하자.

님 (에센셜 오일)

불교 경전의 방충제가 된 '천연 제충제'

님(neem)은 해충이 다가오지 못하게 하는 만능의 나무로 알려져
있어, 의류나 불교 경전의 방충제로도 쓰였다. 가정 내 텃밭에 기르
면 주위 식물을 방충하는 효과도 있다. 인체에는 전혀 해를 끼치지
않기에 무농약 농업 현장에서 이 에센셜 오일을 묽게 타서 분무하기
도 한다. 무수에탄올과 정제수로 희석한 방충스프레이가 추천되는
방법이다.

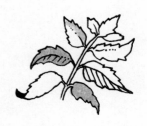

시트로넬라, 레몬그래스 (에센셜 오일)
모기를 가까이 오지 못하게 하는 상쾌한 향

시트로넬라와 레몬그래스는 상쾌한 향이지만 이를 싫어하는 벌레가 많다. 에센셜 오일을 희석해서 스프레이로 하거나 수제 양초를 만들어도 좋다. 양초 만들기는 30g 정도의 밀랍을 작은 냄비에 녹여서 에센셜 오일을 각 5방울 첨가한다. 거기에 심이 되는 연실을 여러 번 담갔다 꺼내기를 반복해서 굵게 만들면 완성이다. 향이 좋은 방충 캔들이 된다.

자연약 리스트

● 님   ● 시트로넬라   ● 레몬그래스

무좀

젤 네일이나 부츠 등의 영향으로 무좀에 시달리는 여성이 늘고 있다.
강력한 에센셜 오일을 아침·저녁 사용하면 빠르고 말끔하게 나을 수 있다.

티트리, 팔마로사 (에센셜 오일)
뛰어난 항균력으로 끈질긴 균을 제거

좀처럼 낫지 않는 무좀을 퇴치하려면 우선 티트리 에센셜 오일을
갖추어야 한다. 무좀의 원인균은 백선균이라는 곰팡이의 일종인데,
청결을 유지하는 것이 관건이다. 살균력이 강하고 원액을 피부에 직
접 바를 수 있는 티트리로 관리해보자. 원액을 면봉에 묻힌 뒤 환부
에 아침저녁 발라준다. 또 무수에탄올이나 정제수로 희석한 스프레
이는 구두 안이나 신발장을 깨끗하게 하는 항균스프레이로 더할 나
위 없다. 레몬 에센셜 오일을 첨가하면 항균 효과가 한결 높고 향도
좋아진다.

한마디로 무좀이라고 하지만 그 원인인 백선균에는 여러 종류가
있다. 젤 네일을 붙인 여성이 걸리기 쉬운 발톱무좀에는 티트리에 팔

마로사를 1 : 1의 비율로 혼합하여 바를 것을 권한다. 팔마로사는 항진균작용이 높아서 클라미디아나 칸디다 치료에 쓰이며 그 세포를 성장시키는 작용이 뛰어나 발모제에도 배합되는 에센셜 오일이다. 시간이 걸리더라도 아침저녁 끈기 있게 발라주자.

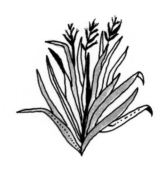

타임 (허브)

고기의 신선도를 지속시켜줄 정도로 항균력이 뛰어나다

타임은 육류 요리에 향을 더할 때 쓰이는 허브로 친숙하지만 소독작용과 항진균작용이 뛰어나다. 타임을 태워 정결하게 하는 풍습도 있다고 한다. 일반적으로 전염성인 진균감염증은 완치가 좀처럼 어렵다고 하지만 타임은 그런 완고한 무좀을 살균하는 데에도 안성맞춤이다.

허브를 뭉근하게 끓여 우려낸 찻물로 환부를 씻거나 가제에 적셔 습포하는 것도 권장한다. 침출액을 사용한 족욕도 좋은 방법이다.

다만 백선균은 고온다습한 환경에 잘 번식하므로 환부를 씻거나 습포한 후에는 습기를 잘 닦아 말려준다.

🌢 라벤더 (에센셜 오일)
피부재생 효과도 있는 강력한 에센셜 오일

라벤더는 살균력과 피부재생력 등 다양한 효능이 있고 에센셜 오일 중에서 사용하기도 쉽다. 티트리 대신 라벤더가 있다면 라벤더로도 무좀을 관리할 수 있다. 티트리보다는 작용이 약간 약하지만 환부를 청결하게 유지하도록 도와준다. 천연소금 1큰술에 3~5방울 떨어뜨려 미지근한 물에 담가 족욕해도 좋을 뿐더러 라벤더 에센셜 오일을 피부에 직접 바를 수 있으므로 면봉에 묻혀 도포하는 것도 권할 만하다. 무좀균은 집요하기 때문에 증상이 누그러진 듯 보이더라도 그로부터 한 달 정도는 더 계속 사용하자.

자연약 리스트

● 티트리　　● 팔마로사　　● 타임　　● 라벤더

혈관 질병 예방

혈관이 끊어지거나 막히면 자칫 큰 병으로 이어진다.
혈액 순환을 촉진하고 혈관 자체를 튼튼하게 해주는 식물을 이용하자.

서양산사나무 (허브)
노인에게도 안심되는 '심장의 허브'

서양산사나무(호손)는 유럽에서 심장에 좋은 허브로 알려져 있고, 특히 독일 등지에서는 혈관 질병의 약제에 쓰이기도 한다. 폴리페놀과 각종 비타민, 미네랄을 많이 함유하며 혈액 순환을 원활하게 하고 혈관을 튼튼하게 해준다.

심장의 펌프작용을 활발하게 해주므로 혈류가 나쁘다든지 냉증이 있다든지, 혹은 뇌경색이 된 적이 있는 사람에게도 적합하다. 허브티를 마시거나 팅크, 건강기능식품 등으로 섭취 가능하다.

또 서양산사나무는 혈류 개선 작용 때문에 40대 이후 갱년기 관리에도 권장된다. 갱년기에 쉽게 붓고 몸이 차가워지는 증상은 혈액을 심장으로 되돌리는 기능이 떨어져서 생기는데, 젊은 여성의 냉증과 다르게 심장의 펌프작용을 개선해서 혈액 순환을 원활히 할 필요가 있기 때문이다. 혈관 질병이 염려되는 60대, 70대는 물론이고 여성이라면 40대 중반부터 활용하면 좋다.

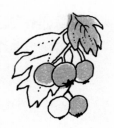

호박씨
지질의 절묘한 균형으로 혈관 기능을 도와준다

호박씨는 베타-카로틴을 비롯한 성분을 많이 함유하고 있으며 말초혈관을 확장하는 작용을 한다. 혈관이 좁아져서 생기는 동맥경화를 예방함은 물론 냉증이나 어깨 결림, 두통 등의 증상도 개선해주는 슈퍼 푸드이다. 체내 염증을 빼내는 데 필수적인 지질도 균형 있게 들어 있다.

'현대의 식생활에서는 오메가3가 부족하기 쉽다'고 한다. 하지만 세포를 생성하는 데에는 오메가6도 반드시 필요하다. 그 오메가3와 6를 균형 있게 함유하고 있는 것이 호박씨 오일이다. 혈관의 상태가 좋지 않거나 체내 염증, 생리통 등의 증상을 효율적으로 예방한다. 섭취 방법은 건강기능식품, 그리고 볶지 않은 것이라면 간식용으로 판매되는 호박씨도 좋다.

징코빌로바 (허브)
모세혈관의 혈류 개선에 효과 ⋯⋯⋯⋯⋯⋯⋯⋯⋯⋯⋯⋯⋯⋯⋯⋯⋯⋯⋯⋯⋯

온몸의 혈관에 작용하게 한다면 서양산사나무나 뱅루즈가 편리하지만 뇌에 초점을 맞춘다면 징코빌로바(은행잎)를 권장한다. 플라보노이드와 징코라이드라는 성분이 모세혈관의 혈류를 촉진시켜 집중력을 높이는 데 효과를 발휘한다. 특히 뇌혈관이 막히기 쉬운 고령자에게 권장한다. 징코빌로바는 뇌 모세혈관에 손상을 주지 않고 혈류를 개선하는 작용으로 세계 유수의 대학에서 연구가 한창 이루어지고 있는 실정이다. 팅크로 간편하게 섭취할 수 있다.

자연약 리스트

● 서양산사나무   ● 호박씨   ● 징코빌로바

유방암 예방

일본 여성의 부위별 암 발생률 중 1위를 차지하는 유방암.
식사에 유의하고 자기 면역을 높여서 예방하자.

검은콩차
뛰어난 항염증작용으로 암세포 발생을 차단

우리 몸에는 매일 5천 개 정도의 암세포가 생성된다고 한다. 이
것을 예방하는 가장 좋은 방법은 일상생활에서 변화하는 면역력을
높이는 것이다. 이때 검은콩차에 함유된 안토시아닌 같은 항산화·
항염증 성분이 좋은 역할을 해준다. 차로 마실 뿐만 아니라 우려낸
콩도 함께 섭취하자. 암 예방은 물론 알레르기 증상 개선에도 효과
적이다.

가시오갈피 (허브)
심신의 스트레스를 경감하는 강장 허브 ·····························

강장작용이 있는 허브로 알려진 가시오갈피(시베리아진생)는 스트레스에 대한 저항력을 높일 뿐만 아니라 아답토젠 허브(254페이지)로서 면역력을 높여준다. '좋고 나쁜 일이 많이 있지만 내일은 내일의 바람이 불겠지' 하며 좋은 의미에서 스트레스를 털어낼 수 있는 강인함을 생기게 해준다. 스트레스로 심신 피로가 심한 사람에게 권장되며 건강기능식품이나 차, 한방 등 편의에 따라 섭취하자.

들깨 오일
좋은 세포를 기르는 '젊음을 되찾는 오일' ·····························

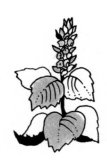

우리 몸속에서 생겨나고 있는 암세포를 물리치고 좋은 세포를 기르는 데는 오메가3를 빼놓을 수 없다. 들깨 오일 등 오메가3 계열 오일을 가열하지 않은 채 섭취하면 세포 재생력을 활성화하고 혈관을 젊게 하는 효과를 기대할 수 있다. 또한 우울증이나 치매 같은 증상도 호전된다고 한다. 일본인의 평균적인 식생활에는 오메가6 계열(홍화유, 참기름, 샐러드유 등)의 섭취가 많은 편인데 이것이 체내 염증을 증가시키는 한 원인이 된다. 오메가3 계열(등 푸른 생선, 헴프 씨드 오일 등)을 의식적으로 섭취하여 식생활을 균형 있게 유지하고 세포막을 튼튼히 구성하도록 힘쓰자.

MINI COLUMN

유방암 이야기

일본에서 해마다 증가하고 있는 유방암은 유제품 섭취량 증가 등 서구형 식사가 그 원인 중 하나로 꼽힌다. 또한 최근에는 심신 피로와도 큰 관련이 있음이 밝혀지고 있다. 야근 등으로 스트레스 호르몬이 발생하면 체내의 비타민과 미네랄을 소비해버린다. 그 결과 면역력이 떨어져서 나날이 생성되는 암세포에 저항할 수 없게 되어 체내에 문제가 일어나게 되는 셈이다. 하루하루 꾸준히 관리하여 면역력을 확실하게 높이는 것이 중요하다.

자연약 리스트

● 검은콩차　　　● 가시오갈피　　　● 들깨 오일

고혈당

생활습관병이 염려되거나 다이어트를 하고 싶다면
당분 흡수를 억제하는 식물을 활용하자.

돼지감자

'천연 인슐린'으로 혈당치 억제

감자류는 당질이 많이 함유되어 있어 다이어트의 천적이라고 하지만 돼지감자는 다르다. 전분이 그다지 들어 있지 않아 저칼로리인데다 천연 인슐린이라고 일컫는 식이섬유인 이눌린을 15% 가까이 함유하고 있어 혈당치의 급격한 상승을 막아준다. 가열하지 않은 채 얇게 저며서 샐러드로 해도 좋고 볶음, 구이, 조림 등으로 취향에 맞게 섭취하자.

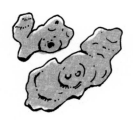

멀베리잎 (허브)
혈당치 상승을 예방하는 다이어트차

돼지감자와 더불어 이눌린을 풍부하게 함유한 식물로 널리 알려진 것이 멀베리잎(뽕잎)이다. 혈당치 상승을 억제할 뿐 아니라 혈압을 내려주고 나쁜 콜레스테롤을 억제하는 작용이 있다. 당뇨병 예방은 물론 장내 유익균의 활동을 활발하게 해서 변비나 다이어트에도 효과적이다. 이눌린은 수용성이므로 식사 전후에 차로 마셔도 충분하지만, 멀베리잎 가루나 건강기능식품으로 먹는다면 칼슘이나 철분, 칼륨, 플라보노이드 같은 영양소도 다양하게 섭취할 수 있다.

구아바 (허브)
특수한 폴리페놀로 혈당치 억제

구아바는 신맛의 과일과 주스로 알고 있지만 구아바의 잎과 과일 껍질을 사용한 차는 혈당치 상승을 억제하는 효과가 있다. 차의 붉은색은 당질 흡수를 완만하게 하는 고유의 폴리페놀 색이다. 섭취한 당질을 포도당으로 바꾸는 효소의 작용을 억제하기 때문에 당뇨병을 예방하는 건강차로 관심을 모으고 있다.

또한 탄닌과 그외 다른 종류의 폴리페놀도 풍부한 구아바차는 항산화력이 월등히 높아서 안티에이징 효과도 기대할 수 있다. 지방 연소를 도와주고 노폐물의 체외 배출을 촉진하는 작용도 있다고 해서 다이어트 중인 사람이 마시는 차로 권장되기도 한다.

● 전칠인삼 (허브)
일본에서도 알려지기 시작한 한방 약재

전칠인삼은 오가피과의 식물로 중국에서는 매우 귀한 한방 약재로 쓰인다. 전칠케톤이라고 하는 사포닌을 많이 함유하고 있으며 피로회복은 물론 혈류 개선에 탁월한 효과가 있다. 그중에서도 혈당을 내리는 작용이 있어 관심을 얻고 있다. 인간의 생명에 크게 관여하는 약초로 이젠 일본에서도 연구가 활발히 이루어지기 시작했다.

건강기능식품 외에 한약재상에서도 구입 가능하다.

자연약 리스트

● 돼지감자   ● 멀베리잎   ● 구아바   ● 전칠인삼

고혈압

방치하면 자칫 뇌졸중이나 심근경색 같은 질병을 일으킬 수 있는 고혈압.
30대에도 고혈압이 많으므로 식물의 힘으로 조기 예방 · 개선에 힘쓰자.

감잎 (허브)

폴리페놀이 가득한 잎을 차로 ·····························

감잎에는 폴리페놀의 일종인 탄닌과 비타민 C가 많이 들어 있다.
그중에서도 감에만 함유되어 있는 감탄닌에는 혈압을 조절하고 혈
류를 개선하는 작용이 있다. 또 루틴과 칼륨 같은 모세혈관을 부드
럽게 하는 성분도 함유되어 있어 혈압을 내릴 뿐 아니라 혈관 자체
를 부드럽고 튼튼하게 해준다. 탄닌에는 나쁜 콜레스테롤을 줄이고
지방을 분해하는 작용도 있어 다이어트를 원하는 사람에게도 권장
된다.

옥수수차
한국인의 고혈압을 예방하는 약효차

옥수수차는 향이 고소하고 한국인이 즐겨 마시는 차다. '한국인에게 고혈압이 적은 이유는 옥수수차를 마시기 때문'이라고 할 정도로 옥수수차에는 칼륨과 리놀산 등 혈압을 내려주는 성분이 풍부하다. 철분과 식이섬유도 들어 있어 냉증이나 변비에 시달리는 여성에게도 권장된다. 카페인이 없어 어린이나 노인, 임신부도 안심하고 마실 수 있다. 열매를 사용하는 것과는 다르게 옥수수수염을 사용한 차도 있는데 이뇨 작용이 뛰어나서 붓기를 가라앉히는 데 잘 듣는다.

명일엽 (허브)
혈액이 맑아지는 '불로장수의 묘약'

명일엽은 잎을 따도 다음 날에는 새로운 싹이 나올 정도로 성장이 빠르기 때문에 그 이름이 붙여졌다고 한다. 일본에서는 어린잎을 튀김이나 무침으로 만들어 먹는 식재료로 알려져 있는데, 말린 잎을 차로 마셔도 약효가 뛰어나다.

명일엽이 함유하고 있는 성분 중 고혈압인 사람에게 좋은 것은

식물성 유기게르마늄이다. 이는 혈액을 맑게
하는 작용을 해 고혈압이나 동맥경화, 치매 등
을 예방한다. 또 간에 들어 있는 비타민 B₁₂를
식물로는 드물게 함유하고 있어서 빈혈에 시
달리는 사람에게도 권장된다.

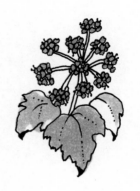

클라리세이지, 일랑일랑 (에센셜 오일)
혈압 강하를 실증한 식물

베이스 오일에 클라리세이지 에센셜 오일을 더해서 전신을 마사
지했더니 혈압이 내려갔다는 실험 결과가 보고된 적이 있다. 클라리세
이지는 지용성인 에센셜 오일 성분이 혈액에 흡수되어 천천히 조금씩
고혈압을 낮춰준다. 일랑일랑도 혈압 강하 작용이 있으므로 함께 혼합
하여 사용하면 더욱 효과적이다. 한편 타임 에센셜 오일은 혈압을 상
승시키는 작용이 있으니 유의하자. 이는 저혈압인 사람에게 권장된다.

자연약 리스트
- 감잎
- 옥수수차
- 명일엽
- 클라리세이지
- 일랑일랑

갱년기 증상 〈안면홍조 · 현기증 · 식은땀〉

3~4주 정도만 지속해도 증상이 완화된다.
갱년기라서 하는 수 없다며 견디지 말고 증상을 가라앉히도록 노력하자.

세이지 (허브)
'건강'이 어원인 만능약

세이지는 고대 로마시대부터 만능약으로 쓰여왔다. 살균 · 강장 작용이 뛰어나고 마음의 안정을 찾게 해주는 작용도 있다. 감기나 열 증상을 완화하는 허브로 널리 알려져 있지만 식은땀이나 안면홍조에 시달리는 갱년기에 섭취하면 발한조정 작용으로 증상을 완화시켜준다.

또한 세이지는 여성호르몬인 에스트로겐과 유사한 작용도 하므로 호르몬 분비량이 감소하는 갱년기뿐 아니라 무월경 등의 고민이 있을 때에도 권장된다.

여성호르몬 양(樣) 작용(254페이지 참조)이라고 하면 대두가 많이 알려져 있는데 세이지가 대두보다 효과가 직접적이므로 갱년기 증

상이 심할 때에는 먼저 세이지 허브티를 마
셔보자. 세이지는 마시기 수월한 맛이 아니
어서 레몬그래스처럼 상쾌한 허브와 혼합하
면 한결 마시기 쉬워진다. 3~4주 정도 매일
1~2잔씩 마시면 증상이 훨씬 가벼워지므로
호전되면 그만 마셔도 괜찮다.

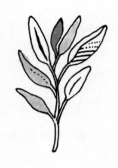

클라리세이지 (에센셜 오일)
현기증이나 우울에도 효과가 즉각

세이지와 이름이 비슷하지만 클라리세이지는 다른 종류이고, 에
센셜 오일을 사용한다. 스클라레올이라는 에스트로겐과 유사한 성분
을 함유하기 때문에 갱년기 장애부터 월경불순, PMS(월경 전 증후군),
그리고 약년성 갱년기까지 부인과 계통 문제에 자주 사용된다. 프랑
스에서는 직접 마시기도 하고 정제에 묻혀서 먹기도 한다. 일본에서
는 음용 가능한 에센셜 오일이 판매되지 않으므로 클라리세이지의
효과를 보려면 베이스 오일에 수 방울 더해서 마사지하면 좋다.

갱년기에 따르기 마련인 피로나 우울에도 효과가 있으므로 라벤
더와 혼합하여 가슴과 목 주위를 마사지해서 향도 한껏 즐겨보자. 피

부 보습 효과도 있어 일석이조이다.

대두, 검은깨
일본인에 친숙한 '먹는 에스트로겐'

일본인에게 가장 친숙한 갱년기용 식재료라고 하면 가장 먼저 대두가 꼽힐 것이다. 이소플라본 성분이 에스트로겐과 유사한 작용으로 안면홍조나 두근거림을 완화시켜준다. 섭취량은 하루에 15~20알 정도가 적당하다.

또 검은깨에 함유된 리그난이라는 성분에는 스트레스에 대항하는 호르몬 분비를 촉진하는 작용이 있으므로 대두와 함께 섭취하면 더욱 좋다.

자연약 리스트

● 세이지   ● 클라리세이지   ● 대두   ● 검은깨

갱년기 증상 〈우울 · 피로〉

갱년기에 의욕이 나지 않는 것은 갱년기 특유의 피로가 원인일 수 있다.
무리하게 애쓰지 말고 식물의 힘으로 개선에 힘쓰자.

체이스트베리+블랙코호시 (허브)
갱년기와 월경불순에도 잘 듣는 최강 콤비

몸에 갱년기 증상이 나타날 뿐만 아니라 기분도 침체되는 것이
갱년기 때 힘든 점이다. 그럴 때에는 도파민(행복감에 결부되는 신경전
달물질) 수용체에 작용하는 성분을 함유한 체이스트베리를 허브티나
팅크로 섭취해보자. 또 블랙코호시에는 에스트로겐과 유사한 작용이
있어 우울과 현기증, 안면홍조 등의 증상 완화에 안성맞춤이다. 체이
스트베리와 블랙코호시를 조합하면 갱년기와 월경불순도 효과를 기
대할 수 있는, 여성을 위한 최상의 허브티가 된다.

버베나 (허브)
프랑스에서 친숙한 '신성한 식물'

버베나(레몬 버베나)는 프랑스에서 카페에 흔히 놓여 있는 허브티로, 특히 저녁 식사 후에 주로 마신다. 진정 작용이 있고 긴장과 불안을 완화시켜주며 기분을 밝고 편안하게 해준다. 갱년기의 긴장과 불안, 우울은 '자각하기 어렵다'는 특징이 있으므로 40대 중반에 접어들면 스스로 느끼지 못하더라도 섭취하도록 하자. 스트레스에서 오는 나른함이나 두통에도 잘 듣는다. 향이 상쾌해서 다른 허브티와 혼합해도 맛이 좋다.

유자, 제라늄 (에센셜 오일)
연구로도 증명된 심신 안정 효과

우울이나 불면에 시달릴 때에는 부교감신경을 우위로 해서 심신 안정을 이끌어주는 에센셜 오일도 권할 만하다. 유자 에센셜 오일에 들어 있는 리모넨 성분이 부교감신경을 우위 상태로 만든다는 사실은 대학 연구에서 입증되었고 정신과에서도 자주 이용되고 있다. 몸을 따뜻하게 하는 효과도 있으므로 베이스 오일에 에센셜 오일을 몇

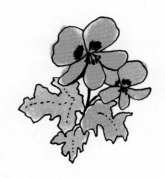

방울 더해서 손발을 마사지하며 향을 흡수하자.

또 제라늄 에센셜 오일에도 호르몬 분비를 조정하고 불안과 우울을 진정시키는 작용이 있다. 피부 미용에도 효과가 높으므로 베이스 오일에 섞어서 얼굴 마사지에 사용해도 좋다.

서양산사나무 (허브)
혈류를 좋게 하는 '심장을 위한 허브' ....

갱년기에는 안면홍조를 비롯해 우울, 피로 등 다양한 증상이 나타나는데 이들의 공통점은 '혈류가 정체된 상태'라는 점이다. 몸을 따뜻하게 하고 순환을 활발하게 하면 이들 증상을 개선할 수 있다.

서양산사나무(호손)는 꽃뿐 아니라 잎과 열매에도 혈관을 확장하는 작용이 있어 '심장을 위한 허브'라고 하기도 한다. 식은땀이나 심한 피로 증상을 완화시켜준다.

자연약 리스트

● 체이스트베리   ● 블랙코호시   ● 버베나

● 유자   ● 제라늄   ● 서양산사나무

60대가 되면

갱년기가 지나고 노화가 느껴지기 시작할 무렵이면 몸에 여러 가지
변화가 나타난다. 변비와 불면, 면역력 저하 등에 대응하는 허브이다.

우엉
장내 환경을 조절하는 채소의 왕

최근 일본에서 관심을 모으고 있는 우엉은 다양한 약효가 있지만
특히 변비를 개선하는 작용이 주목할 만하다. 우엉에 함유되어 있는
수용성 식이섬유인 이눌린은 수분을 끌어안아 변이 잘 나오게 해준
다. 또한 클로로겐산과 사포닌이라는 폴리페놀은 혈액 속의 나쁜 콜
레스테롤을 분해하고 혈액을 맑게 하는 안티에이징 성분이다. 껍질
에 함유되어 있는 성분이 중요하므로 껍질을 그대로 먹거나 껍질을
말린 우엉차로 마시자.

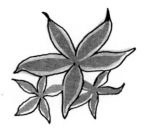

얼룩조릿대 (허브)
엽록소가 풍부, 가장 오래된 한방약 ......

중국 최고(最古)의 약물서에도 등장하는 얼룩조릿대는 만능의 한
방약으로 쓰였다. 얼룩조릿대에는 엽록소가 풍부하게 함유되어 있어
조혈 작용과 혈액을 맑게 하는 효과가 있다. 또 다른 함유 성분인 다
당류는 세포막을 강화하고 면역기능을 활성화시키는 작용을 한다.
고혈압이나 감기, 당뇨병, 위장 질병에도 효과적이며 차나 건강기능
식품으로 간편하게 섭취할 수 있다.

구기자잎 (허브)
약선과 한방에 자주 쓰이는 장수 허브 ....

혈압으로 고생하는 노년층이 꼭 상비하면 좋은 것이 구기자잎차
이다. 나이를 먹으면서 굳어진 혈관을 부드럽게 하는 효과가 있어 예
로부터 '수명을 늘려주는 연명차(延命茶)'로 알려져 있다. 혈액을 맑게
하고 불필요한 지방을 없애주며 간 기능을 활성화하는 작용도 있다.
또한 비타민 B_1과 B_2 등의 비타민류, 칼슘과 칼륨 등의 미네랄류, 그
리고 천연 아미노산도 풍부해서 미용 · 건강이 신경 쓰이는 여성에

게도 권장된다. 카페인이 함유되어 있지 않아 밤에 마셔도 좋다. '많이 마실수록 많이 효과를 보는 것'은 아니기에 몸 상태를 고려하여 하루에 1~2잔씩 두세 달 정도 지속하는 것이 좋다.

원추리 (허브)
불면 고민에 효과적인 '수면초' ....

원추리는 일본 오키나와와 주고쿠·시코쿠 지역에서 '노인이 바로 잠들기'로 널리 알려져 있는 화초로 '가을을 잊어버릴 만큼 금세 잠들게 해주는 풀'이라는 별명이 있을 정도이다. 함유 성분인 옥시피나타닌이라는 아미노산에 수면 유도 작용이 있다고 실험을 통해 증명된 바 있다.

더욱이 부작용이나 의존성도 없어 얕은 잠을 자는 경향이 있는 고령자에게는 고마운 허브이다. 생엽은 구하기 어렵지만 약이나 건강기능식품이 판매되고 있으니 이를 활용하자.

자연약 리스트
● 우엉　　　● 얼룩조릿대　　　● 구기자잎　　　● 원추리

치매 예방

실제 치료 현장에서 쓰이고 있는 허브와 식품을
적절하게 활용하면 치매 예방은 물론 집중력도 향상된다.

징코빌로바 (허브)

예방과 치료에도 편리한 진액

징코빌로바(은행잎)는 말초혈관장애 치료에 사용되는 성분을 많
이 함유하고 있다. 유럽에서 치료약에 사용할 정도로 주요성분을 함
유하고 있고 일본에서도 치매에 좋은 약제로 유명해졌다.

은행잎 연구가 가장 앞선 곳은 독일인데, 기억력 감퇴나 치매 등
에 관해 임상 연구 성과가 많다. 최근 일본의 약국에서도 징코빌로바

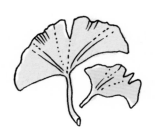

성분이 배합된 제품이 다양하게 판
매되고 있다.

징코빌로바는 뇌의 모세혈관 흐
름을 좋게 해주기에 치매 예방은 물
론 증세가 이미 발현된 환자를 치료

하는 데에도 사용되고 있다. 기억력을 높이고 모세혈관의 혈류를 좋게 하는 작용이 뛰어나서 뇌를 많이 쓰거나 뇌 질환에 걸린 사람은 꼭 섭취해야 할 성분이다.

허브티도 있지만 간편하게 섭취하고 싶다면 팅크나 건강기능식품이 무난하다.

로즈마리 (허브, 에센셜 오일)
한때 일본에서 사재기의 대상이 된 슈퍼 에센셜 오일

허브로 치매 예방을 할 수 있다고 하면 놀라겠지만 로즈마리에 함유된 카르노신산은 뇌의 신경 전달을 활발하게 하고 뇌 활동을 개선하는 작용을 한다. 집중력을 높이는 페퍼민트와 혼합해서 허브티로 마시는 것을 권장한다.

또한 로즈마리 에센셜 오일도 치매 예방 분야에서 정평이 나 있다. 로즈마리 향에는 기억을 관장하는 해마를 자극하고 생리 활성을 일으키는 작용이 있다고 보도된 적이 있는데, 당시 일본 내 노년층이 앞을 다투어 로즈마리 에센셜 오일을 사러 다녔다고 한다. 아침에는 로즈마리나 레몬, 밤에는 오렌지나 라벤더 에센셜 오일과 혼합해서 가슴을 마사지해주자. 사용이 간편하면서도 뇌 활성화가 인정되는 에센셜 오일이다.

검은깨, 낙화생
뇌 혈전 · 뇌경색을 리그난이 예방

검은깨에는 리그난이라는 폴리페놀이 함유되어 있는데 이는 뇌
혈전을 예방하는 효과가 있다. '건망증이 심해지면 참깨를 먹는다'는
이야기가 전해오는 지역이 있을 정도로 뇌에 좋은 식재료이다. 슈퍼
마켓에서 판매되는 갈아놓은 제품은 방부제가 들어 있거나 산화가
진행되므로 식사 시 그 자리에서 빻아서 먹자.

검은깨와 함께 권장되는 낙화생은 뇌의 신경전달물질 등의 작
용에 효과적인 레시틴을 함유하고 있다. 유효성분이 껍질에 많이
들어 있으므로 가급적 껍질이 붙어 있는 날것 그대로나 익혀서 먹
도록 하자.

자연약 리스트

● 징코빌로바　　● 로즈마리　　● 검은깨　　● 낙화생

욕창

욕창은 에센셜 오일을 활용하면 상당히 호전된다.
간병 시설에서도 뛰어난 성과를 얻고 있는 에센셜 오일의 힘을 이용하자.

사이프러스+라벤더+로즈마리+유자 (에센셜 오일)
친숙한 에센셜 오일로 욕창을 극적으로 개선

일주일 내내 자리에 누운 채 움직이지 못하면 젊은 사람조차도 욕창에 시달린다. 피부의 일부가 눌려 울체가 생기게 되고 심하면 피부가 갈라지거나 짓물러진다. 이럴 때 에센셜 오일로 케어하면 증상이 극적으로 개선된다.

체액을 순환시키는 작용이 뛰어난 사이프러스는 욕창 치료에 꼭 필요한 에센셜 오일이다. 이것에 항균 작용이 뛰어난 라벤더나 로즈마리를 더하면 상처가 난 욕창 치료에 더욱 효과를 볼 수 있다. 유자 (오렌지도 가능) 에센셜 오일도 더해주면 피부를 따뜻하게 할 뿐 아니라 노인도 선호하는 유자 향이 기분도 상쾌하게 해준다.

갖고 있는 오일이나 크림에 이들 에센셜 오일을 몇 방울 섞어 발라도 효과가 있지만 모링가나 아르간처럼 피부를 부드럽게 하는 오일을 베이스 오일로 사용하면 더욱 좋다. 꼼꼼하게 마사지하지 않더라도 이 베이스 오일과 에센셜 오일을 혼합하여 바른 뒤 랩을 붙여놓기만 해도 효과를 볼 수 있다. 사이프러스 3 : 로즈마리 3 : 라벤더 2 : 유자 1의 비율을 권한다.

코파이바＋사이프러스＋로렐 (에센셜 오일)
'욕창이 낫는다'며 전문가도 놀라는 에센셜 오일의 조합

코파이바 에센셜 오일은 약간 생소하겠지만 '3일이면 상처가 아문다'고 할 정도로 강력한 효능이 있다. 일반인에게는 그다지 알려져 있지 않고 전문가가 즐겨 사용하는 것이지만 꼭 시도해보기를 권하는 에센셜 오일이다. 코파이바는 아마존 유역에서 '신에게 선택된 나무'라고 일컬으며 귀하게 여겨온 수목으로, 채취한 수액에는 베타-카리오필렌이라는 염증을 억제하는 성분이 50% 이상이나 함유되어 있어 상처에 바르거나 산후 케어에 쓰여 왔다.

또 앞에서 소개한 사이프러스도 욕창 치료에는 빼놓을 수 없는 에센셜 오일이다. 사이프러스는 진통 작용이 있는 1.8시네올과 알파-피넨을 함유하고 있다. 여기에 통증을 억제해주는 로렐(월계수) 에센셜 오일을 더하면 보다 전문적으로 쓸 수 있는 조합이 된다.

코파이바 3 : 사이프러스 1 : 로렐 1의 비율로 베이스 오일(가급적 모링가나 아르간을 권한다)에 더해서 하루에 한 번씩 바르자. 오일을 바른 다음 랩을 붙여두면 더욱 높은 효과를 얻을 수 있다. 마사지를 따로 하지 않고 바르기만 해도 한두 달이면 회복될 것이다.

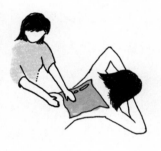

자연약 리스트

● 사이프러스   ● 라벤더   ● 로즈마리

● 유자   ● 코파이바   ● 로렐(월계수)

간병 현장에 식물요법을 도입하다

야치요회그룹(히로시마현)

1장에서 살펴보았듯이 식물요법은 몸 상태가 좋지 않을 때 나타나는 다양한 증상과 질병 예방에 유효한데 이를 실제 현장에서 도입하여 성과를 올리고 있는 간병시설이 있다. 히로시마현에서 의료법인 및 간병시설, 재택간병사업을 하는 야치요회그룹이 운영하고 있는 간병서비스가 딸린 유료 양로원 '메리하우스'이다. 이곳은 부이사장과 간병 부장을 비롯하여 간호사, 요법사, 약제사 등 모든 스태프가 식물요법을 적극적으로 활용하고 있다. 식물요법에 동의한 환자에 대한 치료뿐 아니라 시설 내의 항균, 탈취, 입욕제에 이르기까지 모리타 아쓰코의 식물요법이 도입되었다.

예컨대 발등이 심하게 부어서 제대로 걸을 수 없었던 100세 여성에게 부종에 효능이 있는 에센셜 오일를 혼합하여 족욕과 아로마 마사지를 실시하여 주 3회, 2개월 정도 시술한 결과 부종이 가라앉고 걸음도 편안해지는 등 놀라운 효과를 얻었다. 야치요회그룹에서는 5년 전부터 모리타 아쓰코를 중심으로 간병 스태프들이 식물요법에

158

관한 스터디 모임을 갖고 있다. 스태프들이 체계적이고 전문적인 식물요법 지식을 익혀 현장에 응용하고 더욱 만족스러운 간병을 실현하기 위해 공부에 여념이 없다.

야치요회그룹 '메리하우스'

의료법인사단 야치요회 야치요병원이 모체인 야치요회그룹은 히로시마에서 간병서비스를 제공하는 유료양로원과 서비스를 제공하는 고령자주택을 운영하고 있다. '마지막까지 누리는 질 높은 생활'을 표방하면서 식물요법도 도입하여 고품질의 간병 서비스를 제공하고 있다. 양로 시설 특유의 냄새를 모리타 아쓰코가 제안한 탈취 스프레이로 깨끗하게 관리하고 있는 것이 인상적이다. 시설 내 제과점과 각종 행사는 지역 주민에게 개방하여 지역 내 교류도 활발히 이루어지고 있다.
전화: 0120-65-3939 http://merry-house.jp/

2장

여성 특유의
증상

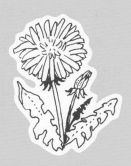

프랑스에서는 부인과 의원에서 식물 약을 처방하기도 한다.
자연약은 생리나 출산 등 여성 특유의 고민에도 아주 잘 맞는다.
여성호르몬의 균형을 바로잡고 점막을 튼튼하게 해서
여성 고유의 건강한 몸을 만들자.

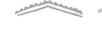

생리불순 · 무월경

서로 다른 증상에도 똑같은 허브가 적용되기도 한다. 부인과와 관련하여
컨디션이 저조하거나 임신을 준비 중인 사람은 꼭 체크하자.

체이스트베리 (허브)

여성 호르몬을 조정하는 허브의 여왕

아직 몇 곳 안 되는 일본의 허브 조제약국에서 가장 많이 판매되
는 제품이 체이스트베리 허브티이다. 체이스트베리는 여성호르몬의
일종인 프로게스테론과 유사한 작용을 해서 호르몬 균형을 조절한
다. 하지만 자궁에 직접 작용하는 것이 아니라 자궁에 명령을 내리는

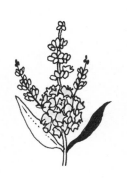

뇌하수체에 작용하는 것이 특징이다. 그 결과
황체형성호르몬(LH)이 증가하고 이로 인해
프랑스에서는 불임증 치료에 쓰이기도 한다.
　또한 무월경이나 월경통, 혹은 PMS(월경
전 증후군)나 월경 중 여드름이 돋아나는 경우
에도 자주 사용된다. 유럽에서는 PMS 치료

약에도 배합되어 있다고 한다. 체이스트베리 허브티는 순하게 작용하며 2~3주기 정도 지나면 월경이나 그에 수반되는 증상이 가라앉기에 부인과 계통 문제가 생겼을 때에 가장 먼저 처방하는 경우가 많다. 허브티와 팅크 중 각자 편의에 따라 선택하자.

🐝 레몬밤 (허브)
부드러운 정신신경안정제

레몬밤은 유럽의 부인과 의사들도 많이 사용한다. 여성호르몬의 프로게스테론과 유사한 작용이 있어 생리불순 외에 월경통도 가라앉혀준다. 스트레스를 늦추는 작용도 뛰어나며 한편으로는 '부드러운 식물성 정신신경안정제'라고 일컫기도 한다. PMS로 신경이 예민해지거나 우울증에 시달리는 사람에게도 많이 처방된다. 체이스트베리와 레몬밤은 부인과 계통 문제에 쓰이는 2대 허브로, 프랑스 여성들이 주로 활용하는 만큼 부인과 질병으로 걱정하는 사람은 정제를 복용하기 전에 먼저 이러한 허브를 시도해보자. 정제보다 시간은 좀 걸리지만 약효가 서서히 나타난다.

냉이, 명일엽 (허브)

민간 치료약이 되는 친근한 식물

봄철 채소인 냉이는 함유 성분인 콜린푸마르산이 여성호르몬을 조절하는 훌륭한 생약이다. 프랑스에서는 여성의 부정출혈이나 월경 과다에 쓰이는 약초이다. 냉이는 조리해서 먹기보다는 건조시켜 차로 마시는 쪽이 더 효과적이다.

명일엽은 일본 하치조지마 섬 등지에 자생하는 허브로, 혈행을 촉진하고 몸을 따뜻하게 하는 작용이 있다. 약간 쓴맛이 나지만 데치거나 튀김으로 조리해도 맛있는 잎이다.

자연약 리스트

● 체이스트베리   ● 레몬밤   ● 냉이   ● 명일엽

월경통

진통제를 찾기 전에 우선 식물의 힘을 빌려보자.
월경불순에 효과가 있는 허브와 조합해도 좋다.

달맞이꽃, 보리지 (오일)

필수 지방산이 주성분인 '왕의 만능약'

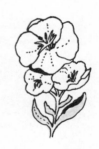

달맞이꽃(이브닝 프림로즈) 오일은 월경통
은 물론 PMS(월경 전 증후군)와 갱년기, 골다공
증까지, 여성이 많이 겪는 고민을 해결할 때
꼭 섭취해야 할 것 중 하나이다. 달맞이꽃 오
일에 불포화지방산인 감마-리놀렌산이 풍부
하게 함유되어 있어 정상적인 호르몬 분비를 도와주고 세포 기능을
원활하게 해주기 때문이다. 162페이지에 소개한 체이스트베리나 레
몬밤 등의 허브와 함께 쓰면 유효성분의 흡수가 더욱 잘 되어 효과
적이다.

최근 연구를 통해서 월경통과 PMS로 인해 감마-리놀렌산이 필

요할 때 달맞이꽃 오일을 섭취하면 증상이 완화된다고 밝혀졌다. 산화하기 쉬우므로 캡슐 형태의 건강기능식품을 권장한다. 보리지 오일도 감마-리놀렌산을 함유하고 있어 달맞이꽃 오일 대용으로 사용할 수 있다.

자연약 리스트

● **달맞이꽃**　　　● **보리지**

월경 혈액 과다

자궁근종 등의 질환이 없는데도 월경 시 배출되는 혈액이 많을 때에는
식물의 힘을 빌려 원활하게 배출시키자.

아킬레아 (허브)

염증이나 피가 고이는 것을 완화하는 지혈 허브

아킬레아(서양톱풀, 야로우)는 여성호르몬과 유사한 작용을 하여
부인과 계통 증상을 완화하는 데 효과가 아주 좋다. 또 항염증 작용
이 높은 프로아줄렌류를 풍부하게 함유하고 있어 혈관 질병을 예방
하는 데에도 쓰인다. 혈액이 고여서 일어나는 월경과다나 생리통,
PMS, 자궁 울혈 같은 증상을 가라앉혀주고 복부의 소화불량이나 위
장염, 변비에도 도움이 된다. 아킬레아는 꽃과 잎을 말린 허브티가
마시기 간편하다.

레이디스맨틀 (허브)

여성을 지켜주는 '마리아의 망토' ·································

　레이디스맨틀은 탄닌이 풍부하게 들어 있어 월경과다뿐 아니라 폐경 전후에 증가하는 부정출혈 조절에도 편리하다. 여성호르몬과 유사한 작용을 하는 성분을 함유하고 있고 잎 모양이 독특하기 때문에 '마리아의 망토'라는 이름이 붙었다. 허브티로 마시면 월경주기를 정돈하고 월경통을 덜어준다.

자연약 리스트

- 아킬레아
- 레이디스맨틀

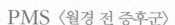

PMS 〈월경 전 증후군〉

월경 전 두통이나 신경이 예민해졌을 때에
아주 효과적인 허브들

피버퓨 (허브)

고대 그리스에서도 쓰인 '기적의 아스피린'

PMS의 증상 가운데에서도 많은 사람들이 그 괴로움을 호소하는
것이 두통이다. '맞다~ 두통약'을 찾기 전에 먼저 허브를 시도해보
자. 피버퓨는 고대 그리스 시대부터 편두통일 때 섭취했다고 하는 허
브이다.

최근에는 두통에 대한 피버퓨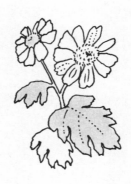
의 효능 연구가 세계 유수 대학에
서 이루어지면서 논문이 발표되
고 있다. 긴장을 완화시키는 작용
이 있고 머리와 목 등 뻐근한 부
위에 생기는 긴장성 두통을 완화

해준다. 또 피버퓨에 함유된 파테놀라이드 성분이 혈관을 정상으로 되돌려주기 때문에 편두통에도 효과적이다. 관절통, 생리통 등에도 잘 들어 '기적의 아스피린'이라고 일컫는 사람도 있을 정도이다. 다만 아스피린과는 작용 기제가 엄연히 다르므로 약제와의 병용은 피하는 것이 좋다. 이른바 만성 두통이나 PMS로 인한 두통에 시달리는 사람에게 권장한다. 건강기능식품으로 간편하게 구할 수 있다.

생강

말린 생강은 뛰어난 소염 작용

생강은 우리에게 친숙한 식재료인데 특히 말린 생강에는 두통 완화에 뛰어난 효능이 있다. 생강을 말리면 생강의 유효성분인 진저롤이 소염 작용이 높은 쇼가올로 변한다. 생강을 얇게 저며서 그늘에 말린 뒤 반건조 상태일 때에 설탕 등 감미료를 뿌려 디저트로 만들면 쇼가올을 많이 섭취할 수 있어 이런 방식을 권장한다.

또한 진저 에센셜 오일에도 소염·진통 작용이 있다. 베이스오일에 진저 에센셜 오일을 섞어서 마사지하면 혈행도 개선되고 두통도 가라앉는다.

🍎 블랙코호시 (허브)

의약품에도 배합되는 '여성의 허브'

블랙코호시는 일본에서는 아직 생소하지만 유럽에서는 PMS나 갱년기 증상 완화를 위한 의약품에도 배합되는 허브이다. 뿌리를 건조시킨 허브티가 일반적인데 북미 원주민들이 '여성의 허브'라고 일컬었을 만큼 효능이 뛰어나다. 여성호르몬인 에스트로겐과 유사한 성분을 함유하고 호르몬 균형을 정돈해주기 때문에 PMS로 인한 두통이나 부종, 초조 같은 불쾌한 증상 전반과 월경불순에 효과가 있다.

자연약 리스트

● 피버퓨   ● 생강   ● 진저   ● 블랙코호시

관능미 높이기

여성의 기능을 쾌적하게 유지하도록 세심히 관리하여
여성성의 질을 높이고 나날이 건강하게 생활하자.

네롤리 (에센셜 오일)

우아하고 부드러운 '행복 오일'

네롤리는 우아하고 부드러운 향이 특징이다. 이른바 최음제처럼 직접 작용하는 것이 아니라 향이 행복감을 불러일으켜 긴장을 풀어주기 때문에 스트레스가 많고 민감도를 높이기 어려운 사람에게 권장된다. 고가의 에센셜 오일이지만 베이스오일에 네롤리 에센셜 오일을 1~2방울 떨어뜨려 잘 섞어서 얼굴과 데콜테(목에서 어깨까지 부위)를 마사지하면 피부미용 효과는 물론 여성스러운 기분을 고조시켜준다.

🍎 인삼 (허브)

남녀 불문하고 호르몬 분비를 지원

인삼은 자양강장 작용과 정력증강 작용을 지니며 스트레스로 피로가 쌓이고 지친 체력을 북돋워준다. 성호르몬에 가까운 스테로이드성분을 함유하고 있으므로 남녀 불문하고 호르몬 분비를 부드럽게 촉진하여 면역력을 높여주는 아답토젠 허브(254페이지)이다. 냉증이나 갱년기 증상, 빈혈 등의 증상 완화나 임신을 준비할 때에도 권유한다. 건강기능식품이나 팅크로 섭취하자.

🍎 파출리, 샌들우드, 일랑일랑 (에센셜 오일)

뇌에 작용하는 향

에센셜 오일 가운데에는 성욕을 불러일으키는 최음 효과가 있는 것이 있는데 파출리와 샌들우드(백단), 일랑일랑이 전형이다. 향 자체의 느낌도 관능적이지만 예컨대 샌들우드는 주성분인 산탈롤이 뇌에 직접 작용해서 깊은 안정 상태로 이끌어주는 등 확실한 약리 효과가 있다. 또 샌들우드는 『겐지모노가타리』에서 주인공 히카루 겐지가 향을 피워서 옷에 스며들게 했던 향이기도 해서 예로부터 관능을 일깨우고 기억력을 높이는 향으로 쓰였다고 할 수 있다. 향과 그 성분이 뇌에 불러일으키는 안정과 치유의 느낌은 과도한 스트레스에 시달리는 현대인에게 평온한 최음 효과를 불러일으킨다. 베이스 오일에 섞어서 마사지하는 방법이 권장된다.

MINI COLUMN

성감대를 따른 시술이 행복감을 불러일으킨다

인간의 몸에는 간지러운 부위가 있는데 이것은 이른바 성감대와 겹친다. 마음과 몸에 모두 효과를 얻고 싶다면 이 민감한 부위를 따라 에센셜 오일을 바르면 효과를 훨씬 높일 수 있다. 귀에서부터 시작하여 서서히 아래로 내려간다. 목덜미, 가슴, 겨드랑이 밑, 서혜부, 질, 그리고 힙에서 다시 등줄기를 타고 올라가 백회까지 덧바르다. 이 부위들은 칭얼거리는 아기를 달랠 때에도 효과적이어서 누군가에게 감싸 안긴 듯한 안정감과 평온한 행복감으로 충만하게 해준다.

자연약 리스트

- 네롤리
- 인삼
- 파출리
- 샌들우드
- 일랑일랑

임신 준비 〈몸 만들기〉

필자도 식물의 힘을 빌려 43세에 첫 출산했다.
임신하기 쉬운 체력을 만들어 몸의 기반을 다져나가자.

 라즈베리잎 (허브)

결혼한 여성에게 선물하는, 임신을 도와주는 허브 ....

라즈베리잎 허브티는 부인과 계통 질환이 걱정되는 대부분의 여성에게 추천할 만하다. 유럽에서는 '안산(安産) 허브'로 알려져 있고 결혼한 여성에게 주는 선물로도 인기가 있다. 일본에서는 라즈베리 열매가 널리 사랑받지만 여성에게는 잎에 함유된 성분이 중요하다. 항산화력이 높은 폴리페놀이 점막을 강화하기 때문에 질내 점액 분비를 촉진해준다. 점액이 풍부하게 분비되면 임신하기 더 좋은 상태가 된다고 할 수 있다.

임신을 준비하는 동안에는 물론 월경통이나 PMS(월경 전 증후군), 갱년기, 질염

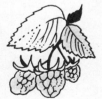

등의 증상을 완화하는 데에도 잘 듣는다. 또 양수를 보호하는 양막을 튼튼하게 해주기에 임신 후기에 섭취하는 허브로도 권장된다. 한편 점막은 바이러스나 세균이 체내에 침입하지 못하도록 차단하는 역할을 하는데, 목과 코도 점막인 만큼 라즈베리잎 허브티를 마시면 촉촉함이 더해져서 감기나 인플루엔자에 걸리더라도 증상이 한결 가벼워진다.

🍎 안젤리카 (허브)

여성을 지켜주는 천사(안젤리카)라는 이름의 허브 ·····················

안젤리카(당귀)는 예로부터 여성을 위한 치료약으로 쓰여 왔다. 쿠마린처럼 혈액을 정화하고 면역기능을 조정하는 폴리페놀을 함유하고 있어 임신 준비를 비롯하여 갱년기, PMS 같은 부인과 질환에 자주 이용된다. 혈류를 개선해주므로 울혈로 인한 생리통과 월경불순, 빈혈 등에도 효과적이다. 또한 위장 기능을 도와주므로 설사나 변비, 식욕부진 같은 증상을 완화하는 데에도 자주 쓰인다. 안젤리카는 한방약인 당귀작약산에 들어 있는 당귀에 해당하지만 성분이 다소 다르므로 유럽산 허브를 권장한다(안젤리카가 없으면 당귀도 물론 좋다). 팅크나 허브티로 섭취한다.

리코리스 (허브)

'백 가지 독을 푼다'는 유서 깊은 허브

한방은 물론 아유르베다에서도 많이 쓰이는 리코리스(감초)는 뿌리에 글리시리진이라는 항염증 성분을 함유하고 있다. 여성호르몬의 일종으로 배란과 수정을 촉진하는 에스트로겐의 작용을 도와주어 임신을 준비할 때 안성맞춤인 허브이다. 월경통과 PMS, 갱년기 증상을 완화하는 데에도 효과가 좋다. 여성호르몬을 조정하는 체이스트베리나 블랙코호시 허브티도 함께 마시면 좋다.

자연약 리스트

- 라즈베리잎
- 안젤리카
- 리코리스
- 체이스트베리
- 블랙코호시

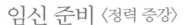

임신 준비 〈정력 증강〉

성욕이 나지 않는 것은 몸의 기초체력이 약하다는 증거이다.
만성피로를 해소하여 본능을 확실히 일깨우자.

마카 (허브)

임신을 원할 때에 효과를 발휘하는 슈퍼 푸드 ·····················

마카는 남성의 정력증강제로 여겨지기 쉽지만 사실 여성에게 더욱 권장된다. 여성호르몬인 에스트로겐과 유사한 작용을 하고 호르몬 균형을 정상으로 되돌려준다.

또한 피로물질을 제거하는 훌륭한 작용도 있다. 정력과 성욕은 그 사람이 지닌 건강의 원천이기 때문에 마카로 피로를 해소하고 흐트러진 자율신경을 정돈하면 임신 가능성이 향상된다. 임신을 원하는 세대는 대개 일과 가사로 바빠서 피로가 누적되어 있기 마련이다. 산부인과에서 불임 치료를 받고 있더라도 마카는 약과 병용 가능하므로 체력 보강을 위해 섭취하면 좋다.

마카는 일본에서도 슈퍼 푸드로 널리 알려져 있으며 파우더와 건

강기능식품으로 판매되고 있다. 마카를 먹는
다고 해서 금세 성욕이 일어나는 것은 아니
며 약해진 체력을 회복하고 임신하기 쉬운
몸으로 이끌어주므로 부부가 함께 섭취하면
더욱 좋다.

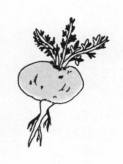

🍎 인삼 (허브)
부인과 계통의 고민에 탁월하다

한국에서 너무나 잘 알려진 인삼은 중국 한방은 물론 아유르베
다, 북미 원주민의 허브로도 수천 년이나 이용되어온 매우 유용한 식
물이다. 아답토젠 허브(254페이지)의 왕으로 정력 증강에서 임신 준비,
월경 불순까지 부인과 계통의 고민에 널리 효과를 발휘한다. 조정기
능이 뛰어나서 정신적인 스트레스와 육체 피로, 그리고 면역기능이
떨어졌을 때에도 권장된다. 또한 성호르몬에 가까운 스테로이드 성
분을 함유하고 있으며 여성호르몬의 균형을 조절하는 허브로도 알
려져 있다. 뿌리를 건조시킨 인삼뿐 아니라 건강기능식품 등 다양하
게 섭취할 수 있다.

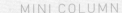

MINI COLUMN

마음이 가라앉았을 때에 좋은 허브

임신하려고 노력하는 기간에는 초조, 우울, 괴로움 등으로 흐트러진 마음을 보살 피는 것도 중요하다. 레몬밤이나 세인트존스워트처럼 기분이 가라앉았을 때 효 능을 발휘하는 허브를 적절하게 활용하자. 특히 레몬밤은 여성호르몬의 작용을 도와주고 기분을 풀어준다. 이들 허브를, 임신하기 쉬운 몸을 만들기 위해 체이 스트베리나 라즈베리잎, 인삼 등과 함께 섭취하면 더욱 효과적이다. 임신 후 혹 은 산후 우울증에 빠졌을 때에도 추천한다.

자연약 리스트

● 마카   ● 인삼   ● 레몬밤   ● 세인트존스워트

180

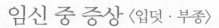

임신 중 증상 〈입덧 · 부종〉

음식을 제대로 못 먹거나 다리가 퉁퉁 붓기도 하는,
임신하면 겪게 되는 입덧과 부종을 줄여주는 허브들

댄디라이언 (허브)

배출과 순환을 촉진하는 '자연의 약국'

댄디라이언(서양민들레)은 산후조리원 등에서 모유가 잘 나오도록
할 때 이용하는 허브이다. 뿌리에 수용성 식이섬유인 이눌린이 풍부
하게 들어 있어 변비나 운동부족으로 인해 쌓인 노폐물을 제거하는
작용을 한다.

임신 중에는 산모의 혈액량이 증가하고 평소보다 운동량이 줄어
서 아무래도 몸이 붓기 쉽다. 그럴 때 댄디라이언은 신장 기능을 도
와서 부종을 가라앉히고 배출 기능을 높여 순환을 개선해준다. 카페
인도 들어 있지 않아서 임신을 준비하는 동안에는 물론 임신 중과
산후에도 안심하고 마실 수 있다.

잎에는 염분(나트륨) 농도를 조정해서 부종을 해소하는 칼륨과 혈

행 촉진 작용이 있는 루틴이 들어 있으므 로 잎이 배합된 허브티를 마시도록 하자.

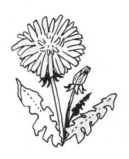

또한 뿌리를 볶은 것은 살짝 쓴맛이 나지만 무카페인 민들레커피로서 자연식 품판매점 등에서 판매되고 있다.

엘더플라워 (허브)

뛰어난 이뇨 작용으로 붓기를 빼준다

감기 증상(34페이지)에서도 소개했듯이 엘더플라워는 발한을 촉 진하고 이뇨 작용도 뛰어나다. 유럽과 북미 원주민 사이에서는 민간 요법으로 오래전부터 이용해왔으며, 수많은 신화에도 등장할 정도이 다. 몸 안에 있는 독소와 잉여의 수분을 배출하는 작용을 한다.

일본에서도 허브티와 액체시럽이 판매되고 있다. 허브티는 린덴 (보리수)이나 아킬레아 같은 허브와 혼합하면 마시기가 한결 수월하 다. 임신 6개월 정도부터 마실 것을 권한다. 달콤한 향이 긴장을 풀어 주기에 임신부의 휴식에도 한몫을 해준다.

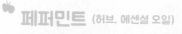

페퍼민트 (허브, 에센셜 오일)

초기 입덧에도 쓸 수 있는 만능 허브

페퍼민트(박하)는 주방에서 키우는 허브로 인기가 높다. 구역질이 날 때 멘톨을 함유한 페퍼민트 향을 맡기만 해도 속이 개운해지기 때문에 임신부는 허브티나 에센셜 오일을 마련해놓으면 안심할 수 있다. 허브티에는 혈행을 좋게 하고 몸 밖으로 열을 내서 발한을 촉진하는 효과도 있다. 생강의 진저롤도 유사한 작용을 하므로 구역질을 멈추고 싶을 때에는 말린 생강을 씹거나 진저 에센셜 오일의 향을 맡는 것도 좋다.

자연약 리스트

- 댄디라이언
- 엘더플라워
- 페퍼민트
- 생강
- 진저

출산 준비

임신 준비와 공통점이 많지만 몸을 관리해놓으면
출산도 수월하고 산후 급격한 체력 저하를 막을 수 있다.

라즈베리잎 (허브)

유럽과 미국의 대표적인 '순산을 위한 차' ·················

라즈베리잎은 임신 준비에서도 소개했듯이 출산을 앞둔 여성도
꼭 섭취하면 좋은 것 중 하나이다. 그 이유는 자궁의 긴장을 풀어주
는 작용이 있기 때문인데 실제로 매일 라즈베리잎 허브티를 마신 임
신부가 순조롭게 출산했다는 유럽 대학의 연구 결과도 있다. 임신 초
기에는 별로 권할 만하지 않지만 출산하기 3개월 전부터는 매일 마
셔도 좋다. 산후에도 모유를 잘 나오게 하는 차로 권장한다.

🍎 라벤더, 프랑킨센스 (에센셜 오일)

임신선 예방에 진정 효과가 있는 허브를

임신하면 신경이 쓰이는 것이 임신선(임신부에게 배꼽에서부터 길게 뻗어 나타나는 적색의 가느다란 선_역자) 예방 문제이다. 가급적 아기에게 해가 가지 않도록 자연 제품으로 임신선을 관리하고 싶게 마련이다. 이를 위해 라벤더나 프랑킨센스 등 세포재생 작용이 있는 에센셜 오일을 베이스오일에 섞어서 배 주위를 마사지한다. 라벤더 향으로 기분을 진정시키는 것도 중요하다.

자연약 리스트

● 라즈베리잎　　● 라벤더　　● 프랑킨센스

임신 중 금기 사항

평소에는 문제없던 허브도 임신부에게는 맞지 않는 경우가 있다.
피해야 할 섭취 방법을 확실하게 알아두자.

• 에센셜 오일의 금기 사항

임신 중에 에센셜 오일을 사용한 마사지에 대해 너무 민감하게 여기지 않아도 된다. 물론 후각이 바뀌어 향을 느끼지 못할 수도 있고, 피부도 예민해진 상태이므로 원액을 바르는 것은 안 되지만 베이스오일에 섞어 희석해서 사용하는 정도라면 상관없다.

단, 에센셜 오일을 직접 마시는 일은 삼가자. 유럽에서는 음용 에센셜 오일이 판매되는데 작용이 강한 것도 있으니 임신 중에는 피한다. 허브티나 팅크는 섭취해도 좋다.

• 허브티의 금기 사항

임신 중에는 임신 준비에서 소개한 여성호르몬 균형을 도와주는 허브티는 마시지 않아도 된다. 또한 엘더플라워나 라즈베리잎 등 자궁수축 작용도 있는 허브티는 임신 초기에도 문제는 없지만 일부러 찾아서 마실 필요는 없다. 이런 허브도 임신 후기에는 출산 준비에 활용 가능하다.

임신 주기와 상관없이 카페인이나 술, 화학조미료는 삼간다. 몸에 대한 부하를 줄이는 것이 임신기의 관건이기 때문이다.

산후조리 〈회음 절개〉

산후의 몸을 돌보는 일은 임신만큼 중요하다.
큰일을 해낸 몸은 매우 섬세하므로 약해진 몸을 잘 보살피자.

쑥 (허브)

한국 산후조리원에서 빼놓을 수 없는 서포터

쑥은 항염증 작용이 탁월해서 예로부터 만능 약초로 쓰여 왔다.
출산 시의 회음부를 절개하여 생긴 상처의 통증을 진정시키고 회복
을 앞당겨준다. 또 출산 시 태반이 떨어져 나오면서 산후 자궁에는
커다란 상처가 생긴다. 그런 상처에서 나오는 분비물을 오로라고 하
는데 쑥은 오로의 분비를 촉진하고 모두 배출하여 자궁이 원 상태로
회복하도록 도와준다.

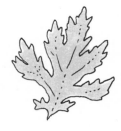

한국의 산후조리원에서는 출산 후 반드시 쑥 훈증을 할 만큼 쑥은 효능이 뛰어나다. 일본에서는 병원이나 자택에서 쑥 훈증을 하는 것이 어렵지만 쑥 가루와 토란가루(116페이지)를 섞어 반죽한 다음 팩을 하거나 10분 정도 끓인 쑥즙을 욕조에 넣어 반신욕을 해도 상당한 효과가 있다. 산후조리뿐 아니라 평소 델리케이트 존을 관리할 때에도 권장된다. 병원은 '사고 없이 무사히 출산하는 것'이 첫째 목표이므로 이런 관리까지는 좀처럼 손길이 미치지 않는다. 퇴원 후에 자택에서 시작해도 충분하므로 꼭 산후의 몸을 스스로 챙기자.

🍏 라벤더 (에센셜 오일)

대표적인 항염증 에센셜 오일로 상처를 진정 · · · · · · · · · · · · ·

라벤더 에센셜 오일에 함유된 리나롤이나 초산 리나릴 같은 성분에는 염증을 진정시켜주는 훌륭한 작용이 있다. 피부에 직접 바를 수 있어 산후의 회음을 보살피기에 안성맞춤이다. 상처가 있고 붉게 부어 있는 산후의 회음은 심한 타박상이 생긴 것과 같다. 토란가루에 에센셜 오일을 넣고 반죽한 것을 거즈에 발라서 회음에 붙인 뒤 랩으로 밀착시키자. 생리용 냅킨에 에센셜 오일을 수 방울 떨어뜨려 간이 습포로 해도 좋다. 에센셜 오일을 면봉에 묻혀 상처에 직접 발라

주면 상처가 한결 빨리 아문다. 또 좌욕이라고 해서, 큼직한 세면기
나 통에 더운 물을 담고 에센셜 오일을 더한 뒤 엉덩이를 담그는(앉
는) 방법도 권장된다.

MINI COLUMN

델리케이트 존 관리

일본은 델리케이트 존 관리에 관한 한 놀라우리만치 후진국이다. 칸디다 같은 감
염증이 많고, 전용 케어를 하는 사람은 별로 없는 듯하다. 대증요법에만 치우쳐
가려움증에 바르는 연고가 약국에서 판매되고 있다는 것은 기이한 상황이다.
다른 나라에서는 약국에 가면 세안제와 마찬가지로 다양한 종류의 여성 세정제
가 놓여 있다. 세안제나 바디샴푸는 자극이 강해서 적합하지 않으므로 전용의 여
성 세정제로 부드럽게 씻어서 청결하게 관리하자. 초경이 시작되면 관리하는 습
관을 붙이도록 하자.

자연약 리스트

● 쑥   ● 라벤더

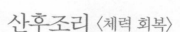

산후조리 〈체력 회복〉

산후의 몸은 모유도 나오게 해야 해서 체력이 계속 소모되고 있다.
식물의 힘으로 체력을 되살리자.

미역, 다시마, 미끈가지
산후조리원의 대표 메뉴

한국 산후조리원에서 식사 때마다 등장하는 것이 미역, 미끈가지 같은 해조류를 푹 끓여낸 국이다. 칼슘과 아연, 요오드, 칼륨 같은 미네랄과 알긴산나트륨, 자연치유력을 높여주는 후코이단, 그리고 아미노펩티드 등이 풍부하게 들어 있다. 원기 회복은 물론 모유도 잘 나오게 하고 오로 분비를 촉진하는 등 산후의 몸에 좋은 영양소가 가득하다. 미역된장국처럼 건더기를 조금만 넣는 게 아니라 해조류를 듬뿍 넣고 흐물흐물해질 정도로 푹 끓여내는 것이 중요하다.

❶ 미역과 다시마, 뿌리다시마 등 해조류를 물에 담가 불린 다음 잠길 정도로 물을 붓고 끓인다.

❷ 소금과 참기름을 가볍게 뿌리거나 된장을 넣는 등 취향에 따라 양념으로 맛을 낸다.

5분 정도 끓이면 먹을 수 있지만 가급적 40분 정도 뭉근히 끓여서 걸쭉한 국이 되도록 한다. 많은 양의 피를 쏟아낸 몸에 미네랄을 듬뿍 보급할 수 있다. 한국에서는 산후 한 달 정도 계속 먹을 정도로 대표적인 산후조리음식이다.

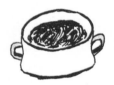

🍎 마늘, 양파
체력 회복을 위한 최강 콤비

체력을 소모한 산후의 몸에 권장되는 식재료라고 하면 역시 마늘과 양파이다. 마늘에는 면역력을 높이는 알리신이라는 성분이 풍부하게 들어 있으므로 면역력을 높여주는 식재료 중에서는 최상이다. 가열 조리해서 먹거나 발효 마늘(흑마늘, 난황마늘 등으로 판매된다)을 선택한다. 한편 양파에도 혈액을 맑게 하고 면역력이나 대사력을 높이는 작용이 있다. 마늘과는 반대로 양파는 날것 그대로, 혹은 별로 가열하지 않은 상태로 먹는 것이 더 좋다. 날것을 얇게 썰어 그대로 섭취하면 혈액이 맑아지므로 샐러드에 넣어서 먹자.

MINI COLUMN

산후의 몸에 좋은 허브, 삼가야 할 허브

산후의 몸은 타격을 입었고 피로도 쌓여 있어 대단히 힘든 시기이면서도 변화를 겪는다. 이 시기에 섭취하면 좋은 허브티는 임신 준비와 출산 준비 페이지에서 소개한 라즈베리잎이다. 점막 보호에 뛰어난 효능을 발휘하기 때문에 큰일을 해낸 자궁을 회복하는 데에도 아주 적합하다.

반대로 삼가야 할 허브티는 세이지이다. 월경불순이나 갱년기 장애에는 잘 듣지만 모유 분비를 줄이는 작용을 한다. 아이가 젖 뗄 무렵이 되면 마셔도 좋다.

자연약 리스트

- 미역
- 다시마
- 미끈가지
- 마늘
- 양파
- 라즈베리잎

산후조리 〈수유〉

산모들이 한번은 맞닥뜨리는 모유 부족과 유선 막힘.
혼자 고민하지 말고 식물의 힘을 이용해서 편안하게 해결하자.

펜넬 (허브)

모유 분비 촉진에 효과가 있는 여성을 위한 허브 ....

일본에서는 슈퍼마켓에서도 펜넬(회향) 생엽을 볼 수 있는데 수유에 권장되는 것은 잎이 아니라 씨앗을 사용한 스파이시한 펜넬 허브티이다. 플라보노이드와 플라보노이드배당체 성분을 풍부하게 함유하고 있어 고대 로마시대부터 강장 작용이 있는 허브로 쓰여 왔다.

모유가 잘 나오지 않거나 양이 적을 때에는 허브티를 마시면 좋다. 산후 여성을 위한 허브티로 시판되는 거의 모든 제품에 펜넬이 배합되어 있을 정도로 수유기에 꼭 갖춰놓아야 할 허브티이다.

또한 위장 상태에 따라 모유의 배출이 좌우되는데 그 점에 있어서도 펜넬은 소화효소의 분비를 촉진해서 위장을 건강하게 해준다. 게다가 펜넬 자체도 모유 분비를 촉진하고 이뇨 작용도 있어 '좋은 모유가 만들어지고' '잘 분비되는' 두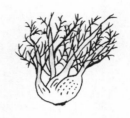
가지를 다 이루어준다. 모유가 부족하
거나 유선 막힘에 시달릴 때에 안성맞
춤인 허브이다.

🌿 아니스 (허브)

고대 그리스시대부터 쓰인 수유기의 든든한 지킴이 ·················

아니스 씨드는 스파이시한 과자와 요리에 많이 쓰이는데 고대 그
리스시대부터 모유 분비를 촉진하고 위장을 건강하게 하는 작용이
있다고 알려져 있다. 여성호르몬의 에스트로겐과 유사한 작용을 지
닌 성분인 아네톨이 함유되어 있어 모유 분비를 촉진하고 여성호르
몬 균형을 정돈하여 월경통을 억제한다든지 갱년기의 힘든 증상을
완화하기도 해서 부인과 계통의 다양한 고민에 응답하는 허브이다.

수유기에 섭취하는 경우에는 역시 유즙 분비 촉진 효과가 있는
펜넬이나 레몬밤과 혼합하여 마실 것을 추천한다. 뜨거운 물을 붓고
5분 이상(가급적 8분) 오래 우리면 성분이 확실히 추출된다. 중화요리
에서 사용하는 스타아니스(팔각회향)는 다른 것이므로 주의하자.

호박, 고구마

수유기에 섭취해야 할 '달콤한 야채'

　'단 것, 지방분이 높은 것은 유선을 막히게 한다'고 하지만 호박이나 고구마, 밤, 도토리 등의 단맛 야채는 다르다. 이들에 함유된 당분은 모유를 만드는 지령을 내리는 호르몬인 프로락틴의 분비를 촉진한다. 호박이나 고구마는 껍질에 유효성분이 많으니 껍질도 먹자. 또한 수유는 이른바 생명을 만드는 작업이므로 들깨 오일 같은 오메가3를 섭취하는 것도 좋다. 아기의 뇌 발육에도 좋다고 한다.

자연약 리스트

- 펜넬
- 아니스
- 호박
- 고구마
- 들깨 오일

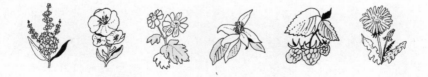

내일의 건강은 오늘 먹은 음식으로 만들어진다

나구모 클리닉
이사장 · 총원장 나구모 요시노리

내가 암 전문의가 된 지 30년, 그 사이 암 사망률은 3배로 증가했다. 이토록 조기 발견을 위한 최첨단 치료가 활발한데도 말이다.

그래서 내가 지금 가장 힘을 기울이고 있는 것이 '예방'이다. 먼저 최대 발암인자인 식사를 재검토해야 한다. 우리의 장은 면역 활동의 7할을 담당하고 있으며, 또 장내 환경이 좋으면 병원체를 차단해준다. 그러나 장은 좋은 음식과 나쁜 음식을 구분하지 못한다. 무엇을 먹고 무엇을 먹지 않을까 하는 것은 음식을 입에 넣을 때 우리 스스로 선택하지 않으면 안 된다. 오늘의 병은 어제 먹은 음식 때문에 생기고 내일의 건강은 오늘 먹은 음식으로 만들어지는 셈이다.

모리타 아쓰코는 프랑스에서 유학했고 식물의 약리학을 바탕으로 자연요법을 아주 열심히 연구하고 있다. 내 목표는 사람들로 하여금 음식을 통해서 건강해지도록 하는 것이다. 나는 무엇을 먹고 무엇을 먹지 않을까 하는 선택을 비롯하여 올바른 섭취 요령, 우엉 차나 들깨 오일 등 식재료 제안에 이르기까지 암을 예방하기 위한 식사를 '생명의 식사'라고 이름 붙이고 전국 각지를 다니며 알리는 데 힘쓰고 있다. 그런 점에서 모리타의 연구와 통하는 바가 매우 크다고 생각된다.

나구모 클리닉

가슴 미용에서 건강까지 관리하는 토탈 케어 클리닉. 암 전문의이자 총원장인 나구모 요시노리는 진료에 바쁜 나날에도 짬짬이 텔레비전과 각종 미디어에 출연하고 저서를 집필하는 등 다방면에서 활약하고 있다. 최근에 암 예방의 중요성을 부르짖으며 '생명의 식사'를 보급하기 위해 전국 각지에서 레스토랑과 협업 및 강연활동을 하고 있다.

전화: 03-6261-3261

3장

마음의
컨디션을 다스리기

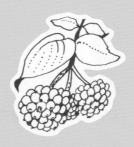

잠을 이룰 수 없다, 의욕이 나지 않는다, 왠지 초조하다…….
이런 날들이 계속되는 이유는 피로가 쌓여
면역력이 떨어졌기 때문인지도 모른다.
마음이 약해졌을 때 지킴이가 되어주는 자연약을 소개한다.

깊은 안정

마음의 여유를 잃었을 때에는 허브의 힘을 빌려 깊은 안정을 취하자.
자신이 좋아하는 향은 휴식으로 이끌어준다.

호프 (허브)

조용히 불안을 없애주는 약초

호프는 맥주의 원료로 너무나도 유명하지만 사실 약리 효과가 있
는 허브티로도 세계적으로 쓰이고 있다. 쓴맛과 아련한 단맛이 섞인
뒷맛이 나는 차로, 신경에 작용해서 카페인을 흡수했을 때처럼 마음
을 안정시켜준다. 그 때문에 인도의 아유르베다에서는 불면을 치료
하는 약초로 쓰여 왔다. 불안과 초조, 스트레스가 있을 때에 편안하
게 작용해서 신경을 진정시켜준다. 또한
여성호르몬과 유사한 작용이 있는 성분
을 함유하고 있어 PMS로 인한 초조, 갱
년기의 불안 등에도 효과적이다. 기분이
가라앉았을 때에 마시면 무리하게 기운

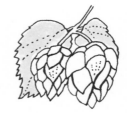

을 내게 하는 게 아니라 부교감신경이 우위가 되도록 작용한다.

　맥주의 원료지만 맥주 자체를 마신다 하더라도 호프의 약리 효과
는 그다지 얻을 수 없다. 그러므로 허브티로 마시자.

자스민 (에센셜 오일)
불안을 진정시키는 '클레오파트라의 미약(媚藥)'

　자스민은 그 우아한 향 때문에 종교의식에서 자주 쓰였고 클레오
파트라도 미약으로 애용했다고 전해진다. 그런 자스민이 실상 불안
감을 없애주는 작용을 한다고 판명된 것은 최근 수십 년 전의 일이
다. 여성이나 남성 모두 불안정한 마음을 침착하게 가라앉혀준다. 더
욱이 자스민의 독특한 점은 진정시키기만 하는 게 아니라 활력을 일
으키고 최음 효과도 있다는 것이다. 다만 자스민은 원료가 고가여서
합성인 제품이 많이 도는 것도 사실이다. 질 좋은 제품을 고르는 것
이 중요하다. 그 밖에도 부교감신경을 우위로 만드는 유자나 만다린,
벨가못 등 감귤류의 향도 권하니 사용해보기 바란다.

레이디스맨틀 (허브)

잎 위의 이슬에 마법이 깃든 신비한 약

월경 혈액 과다(168페이지)에서도 소개한 레이디스맨틀은 부인과 계통 질환에 좋은 허브이다. 일본 미호노마쓰바라 지역(시즈오카현)에 전해지는 선녀 전설에 등장하는 약초(아르케미라)로, 잎 위의 이슬에 마법이 깃든다는 이야기가 전해진다. 저조한 기분을 풀어주는 작용도 뛰어나고 괴롭고 슬픔에 젖어 있을 때 마음을 평온하게 해준다.

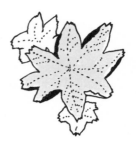

자연약 리스트

- 호프
- 자스민
- 유자
- 만다린
- 벨가못
- 레이디스맨틀

불면

곧바로 수면제에 의지하기보다 허브의 자연스러운 최면 효과를
이용해보자. 부작용 없이 숙면할 수 있다면 깨어날 때에도 개운할 것이다.

발레리안 (허브)

생각에 너무 깊이 잠기느라 생긴 불면의 특효약

'수면제를 마시지 않으면 좀처럼 잠을 이룰 수 없지만 마시고 나
면 아침에 늦잠을 자게 된다'는 사람이 많지 않을까? 그럴 때에 추천
할 만한 허브가 천연아미노산·GABA(감마아미노부티르산)의 작용을
높여 숙면을 취하고 아침에 개운하게 일어날 수 있게 도와주는 발레
리안(쥐오줌풀)이다.

발레리안은 뇌의 중추신경에 작용해
서 수면을 유도하는 성분을 함유하고 있
기 때문에 의료용 허브로 쓰는 나라도 있
다. 머리를 너무 많이 써서 잠이 오지 않
을 때에, 자기도 모르게 생각에 빠져버릴

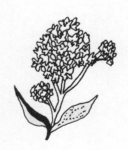

때에 허브티나 팅크로 마시면 쉽게 잠을 이룰 수 있다.

다만 머리가 멍해지므로 자동차를 운전하기 전에는 마시지 않도록 주의하자. 약을 마신 뒤 아무것도 하지 않아도 된다든지 잠자리에 드는 경우에 마시면 좋겠다. 수면제나 알코올과의 병용은 금물이다.

참고로 발레리안의 드라이허브는 냄새가 강렬하므로 냉동보관하기를 권한다.

패션플라워 (허브)
어린이와 노인도 사용 가능한 '천연 안정제' ···········

진정 작용이 있는 알칼로이드와 플라보노이드류를 많이 함유하고 있어 예로부터 '천연의 정신안정제'라고 불린 것이 패션플라워이다. 스트레스에서 오는 불면에 효과가 있다고 알려져 있고 신경계를 진정시키는 허브티로 쓰여 왔다. 일본에서는 수면을 유도하고 상쾌하게 잠에서 깨어나게 하는 작용으로 시계꽃이라고 하기도 한다. 밤중에 여러 번 일어나는 노인이나 리듬이 흐트러진 어린이에게도 먹일 수 있다.

허브티와 팅크도 시판된다. 있다면 발레리안 허브티와 믹스하면 아침까지 푹 잘 수 있는 특효약이 되어줄 것이다. 다만 수면제나 알코올과의 병용은 금물이다.

라벤더, 유자 (에센셜 오일)
기분 전환을 시켜주는 향

불면에는 허브티와 팅크도 유효하지만 코로 흡수되어 뇌에 직접 작용하는 에센셜 오일의 효력도 무시할 수 없다. 예컨대 라벤더와 유자처럼 진정 효과가 있는 에센셜 오일은 정신과에서 쓰이기도 하는데 부교감신경을 우위로 해서 기분 전환이 되도록 도와준다. 목욕하면서 베이스오일에 몇 방울 떨어뜨려 섞은 다음 목 주변과 데콜테를 마사지하자. 심호흡하여 향을 깊이 들이마시는 것이 관건이다.

자연약 리스트

● 발레리안　　● 패션플라워　　● 라벤더　　● 유자

의욕 부진

의욕이 나지 않는 큰 원인은 면역력 저하이다.
몸과 마음의 기초체력을 높여서 노력하는 힘을 기르자.

에키네시아 (허브)

면역에 작용해서 기력을 회복

에키네시아는 감기나 인플루엔자, 알레르기 치유에 자주 등장하는 허브이다. 다당류와 플라보노이드류가 면역력을 높여주므로 피로나 체력 저하로 인해 정체된 기력을 일깨우는 데 안성맞춤이다. 또한 계절 변화에 몸이 순응하지 못할 때에도 효과적이다. 의욕이라고 하면 마음의 문제로 여기기 쉽지만 체력과 면역력은 건강한 마음을 기르는 기초이다. 에키네시아 허브티와 팅크로 체력을 회복하고 의욕도 불러일으키자.

가시오갈피 (허브)

스트레스호르몬을 억제하는 아이누의 민간약

가시오갈피는 수천 년도 더 이전부터 스트레스 해소와 피로 예방에 이용되어왔다. 스트레스호르몬인 코르티솔이 과도하게 분비되면 권태감이나 무기력한 기분을 불러일으키는데 가시오갈피가 들어 있는 건강기능식품과 허브는 코르티솔의 과잉 분비를 억제해서 부신의 부담을 줄이고 몸속으로부터 저절로 활력이 넘치게 해준다.

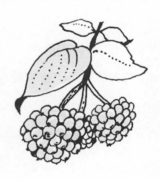

마카, 마테차 (허브)

체력 · 기력의 바탕을 튼튼히 한다

슈퍼 푸드로 인기를 끌고 있는 마카는 흐트러지기 쉬운 호르몬 균형을 조절해준다. 아미노산과 각종 미네랄을 풍부하게 함유하고 있어 쇠한 기력을 회복하는 데에도 도움이 된다. 임신을 원할 때 섭취하는 여성이 많은데 정신적으로 피로하거나 무력감에 시달릴 때에도 권장된다.

마카와 마찬가지로 권장되는 것이 마테차이다. 칼슘과 철, 아연 등의 미네랄과 비타민 A 및 B가 풍부하기 때문에 '마시는 샐러드'라고 일컫기도 하는 세계 3대 차 중 하나이다. 신진대사를 활발하게 해서 몸의 피로는 물론 저조한 기분도 해소해주므로 인기가 높다. 구기자나 대추를 함께 넣어도 좋다.

마늘
과일 감각의 '흑마늘'로 기력 증강

자양강장(96페이지)과 산후조리(192페이지) 코너에서도 등장한 마늘은 피로 회복에 안성맞춤인 친근한 식재료이다. 마늘의 독특한 향에는 당을 대사해서 에너지로 바꾸는 비타민이 함유되어 있기 때문에 피로해서 의욕이 나지 않을 때에 안성맞춤이다. 그중에서도 고온다습한 환경에서 발효시켜 항산화력과 항균 효과를 높인 흑마늘은 특히 권할 만하다. 항산화 작용이 있는 폴리페놀을 비롯한 성분이 생마늘보다 많아서 몸속으로부터 활력을 더욱 높여준다.

자연약 리스트

- 에키네시아
- 가시오갈피
- 마카
- 마테차
- 마늘

의기소침 · 우울 · 초조

해외에서는 의사가 처방하기도 하는 정신 안정 허브.
기분을 느슨하고 평온하게 이끌어준다.

세인트존스워트 (허브)

세계적으로 유명한 '천연 항우울제'

세인트존스워트는 일본에서 다양한 종류로 팅크와 건강기능식품이 판매되고 있다. 플라보노이드와 루틴, 히페리신 등의 항산화 성분을 풍부하게 함유하고 있는데 그러한 유효성분들이 시너지로 작용하여 뇌의 신경전달물질의 균형을 잡아준다는 사실이 증명되었다. 침착성을 잃거나 감정에 좌우되기 쉬울 때 먹는 특효약으로, 미국에서는 남녀 할 것 없이 기업인들이 자주 이 허브를 섭취한다고 할 정도이다. 항우울제는 감정의 기복을 완만하게 하는데 세인트존스워트는 기분을 진정시켜 냉정하게 대처할 수 있도록 작용하기에 의욕을 잃으면 어떡하나 하고 걱정할 필요는 없다. 허브티나 건강기능식품, 팅크 등으로 섭취한다.

다만 항우울제와의 병용은 불가능하므로 약을 복용하는 사람은 서서히 약을 줄여나가 약을 멈추는 시점에 세인트존스워트로 바꾸는 것이 좋다. 갱년기의 초조·불안, 혹은 감정이 쉽게 폭발하는 증상 완화에도 활용할 수 있는 편리한 허브이다.

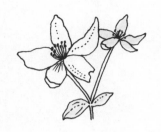

네롤리 (에센셜 오일)

고요한 행복감을 불러일으키는 향

네롤리는 비타오렌지 꽃에서 추출되는 고가의 에센셜 오일로 일본에도 즐겨 찾는 사람이 많다. 흔히 스킨케어제품과 향수의 원료로 쓰이지만 단순히 향이 좋기만 한 것은 아니다. 네롤에 들어 있는 리나롤과 초산리나릴, 그리고 네롤이라는 성분이 비강 점막으로 흡수되면 뇌의 시상하부에 직접 작용해서 행복감이 일어나게 한다.

로즈 에센셜 오일은 화사하고 들뜨는 행복감을 불러일으키지만 네롤리는 마음을 잔잔하고 평온한 행복감으로 채워주기에 기분이 저조해지기 쉬운 사람에게는 안성맞춤이다. 베이스오일에 에센셜 오일을 몇 방울 섞어 마사지하거나 얼굴에 바르는 크림에 섞어도 좋다.

로즈와 자스민에 이어 인기 있는 에센셜 오일로, 사용하기 쉽다는 점도 매력이다.

레몬밤 (에센셜 오일, 허브)
진정 효과가 높은 '장수 허브'

레몬처럼 향이 상쾌한 레몬밤은 불안과 슬픔을 누그러뜨리고 마음을 밝게 하는 작용이 있다. 시트로네롤과 게라니올, 리나롤 등의 방향성분을 함유하고 있어 긴장과 스트레스가 심한 사람, 정신적인 충격을 받은 상태에 있는 사람은 베이스오일에 레몬밤을 섞어 마사지하면 효과적이다.

허브의 향은 생엽이 많이 나지만 효과에 있어서는 말린 잎의 허브티도 같다. 또 말린 잎은 향을 오래 즐길 수 있다는 특징이 있다.

자연약 리스트

● 세인트존스워트   ● 네롤리   ● 레몬밤

자율신경 불균형

얕은 잠을 잔다, 좀처럼 잠을 이룰 수 없다, 항상 권태감이 있다,
땀이 많이 난다. 이런 증세가 나타나면 자율신경이 흐트러졌음을
의심하고 허브로 관리하자.

버베나 (허브)

프랑스 카페의 대표적인 허브티

버베나는 레몬향이 은은히 풍겨서 '레몬버베나'라고 칭하기도 하
는데, 불면(205페이지)에서 소개한 발레리안과 패션플라워 등 수면장
애에 이용되는 허브에 비해 작용은 느리지만 수면의 질을 개선하는
것으로 알려져 있다. 특히 흐트러진 자율신경을 정돈하는 효과가 뛰
어나다.

잠을 못 이룰 정도는 아니지만
잠이 얕고 아침부터 안절부절못하거
나 피로가 가시지 않는 경우에 적합
하다. 정서불안과 스트레스성 위통
완화에도 도움이 된다.

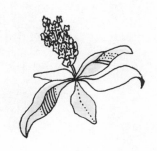

프랑스에서는 일본인이 녹차를 마시는 것처럼 즐겨 마시는 허브티로, 카페마다 거의 예외 없이 놓여 있다. 식후에 마시면 상쾌한 느낌도 있다.

이 밖에 자율신경실조증까지는 아니더라도 자율신경이 조금 흐트러졌다는 느낌이 들 때에는 레몬밤이나 호프도 권장한다.

유자, 벨가못 (에센셜 오일)
인기 있는 향으로 자율신경을 조절

유자에는 흐트러진 자율신경을 정돈하고 혈행을 개선하며 몸을 따뜻하게 하는 작용이 있다. 또 부교감신경을 우위로 하는, 상쾌한 향이 나는 리모넨을 함유하고 있으므로 이를 효과적으로 흡수하려면 식물성 오일에 에센셜 오일을 섞어 마사지하거나 유자차를 마시는 것도 좋다. 유자 에센셜 오일에 들어 있는 유효성분은 유자의 껍질 부분에 풍부하게 함유되어 있기에 요리에 쓰고 남은 껍질을 주머니에 넣어 욕조에 담가서 유자 목욕을 하는 방법도 권장한다. 원기를 되찾게 해 면역력을 높여준다.

또한 벨가못에도 같은 작용이 있다. 진정 작용을 하는 초산리나릴을 함유하고 있어 자율신경의 균형을 조절해준다. 유자와 벨가못 모두 향긋한 향이어서 두 가지 에센셜 오일을 혼합해서 써도 좋겠다.

MINI COLUMN

카페인과 무카페인

카페인은 식물이 벌레로부터 자신의 몸을 지키기 위해서 만들어내는 물질이다. 카페인은 벌레에게는 독이 되지만 인체에 흡수되면 일단 각성시켰다가 그 후 신경을 느슨하게 풀어준다. 다만 이런 생리 활성이 어린이나 노인, 임신부에게는 부담이 되므로 피하는 것이 좋겠다.

무카페인 티 중에서도 특히 루이보스차와 보이차는 붉은 폴리페놀을 함유하고 있기 때문에 항산화력이 높고 신경을 느슨하게 하는 작용이 뛰어나다. 그래서 생활습관병(식습관, 운동습관, 음주 등이 원인이 되어 나타나는 질환. 고혈압, 당뇨병, 고지혈증 등)이 염려되는 사람에게도 권장된다.

자연약 리스트

- 버베나
- 레몬밤
- 호프
- 유자
- 벨가못

여성 직원들이 열망한 에르보리스테리아

매쉬 뷰티 랩(mash beauty lab co.)
부사장 오기 미쓰루

모리타 아쓰코와 함께 일본 '에르보리스테리아'를 설립한 계기는 우리 회사 여성사원들 때문이었다. 다른 업무로 파리에 갔을 때 일행 모두가 본고장의 에르보리스테리아에 들르고 싶어 했다. 그곳에서 모두 조용히 천연의 식물 약을 사오는 것이다. 마침 코스메키친(일본의 대표적인 오가닉 화장품 & 허브 전문 셀렉트숍)에서 신규 품목을 출시하려고 아이디어를 모집했을 때 '에르보리스테리아를 하고 싶다'고 진지하게 호소하는 그 회사의 바이어가 있었다. 그가 그토록 열망하니 한번 해보자는 마음에서 모리타에게 감수를 받으며 일본 최초로 에르보리스테리아를 출범하게 되었다. 일본에서는 아직 귀에 익지 않은 허브와 팅크도 취급하고 프랑스와 똑같은 품질의 제품을 갖추는 것을 정책으로 삼았다. 이제는 상품 라인업도 차츰 늘어나, 컨디션이 저조할 때 여성 고객이 이용할 만한 제품에서부터 노인에게도 추천하는 제품까지 확대되었다.

현재 에르보리스테리아의 주 고객은 30~50대 여성이다. 앞으로의 목표는 남녀노소 누구나 간편하게 이용할 수 있는 점포로 만드는 것이다. 여성뿐만 아니라 남성도 몸 상태가 안 좋다고 느껴지면 면역력을 높여주는 에키네시아를 사러 와도 좋지 않을까? 그렇게 누구나 들를 수 있는, 건강한 삶을 지향하는 사람들과 늘 함께 하는 약국으로 자리매김하기를 바란다.

코스메키친 에르보리스테리아

유럽인의 생활 속에 뿌리를 내리고 있는 허브약국 '에르보리스테리아'. 신체의 컨디션이 저조하다고 느꼈을 때 그곳에 상담하러 가면 식물 지식이 풍부한 약제사가 친절하고 세심하게 그 사람에게 맞는 허브와 케어 방법을 제안한다. 그런 에르보리스테리아의 일본판이 2015년에 코스메키친 안에 등장했다. 전문적인 허브티와 허브 팅크를 취급하며 오가닉 라이프를 지원하고 있다. 코스메키친 47개 지점에서 운영하고 있다.

전화: 03-5774-5565

4장

피부와
미용

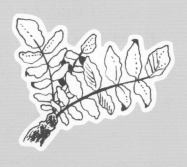

피부가 건조하고 탄력을 잃어 걱정이다. 붓기와 비만도 해결하고 싶다.
흰머리, 탈모 문제도 예방하고 싶다……
이처럼 미용에 관한 고민은 끝이 없다. 이들은 식물이 자신 있는 부분이다.
미용에 효과적인 자연약으로 케어하자.

슈퍼 미용 오일

수많은 화장품에 배합되어 있는 데서도 알 수 있듯이 에센셜 오일은
피부 미용의 든든한 지킴이. 자신만의 슈퍼 미용액도 만들 수 있다.

🦋 로즈 (에센셜 오일)

화사한 향으로 사랑받는 '에센셜 오일의 여왕'

로즈 에센셜 오일은 화장품 원료로 널리 알려져 있는데 그 향은
여성호르몬의 균형을 정돈해주는 작용을 한다. 또 행복호르몬이라고
일컫는 세로토닌과 옥시토신, 그리고 베타엔돌핀의 분비를 촉진해서
행복감을 불러일으킨다.

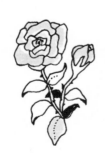

또한 로즈 에센셜 오일에는 시트로넬롤과
게라니올 성분이 들어 있어 피부를 탄력 있고
촉촉하게 하는 작용도 뛰어나다. 로즈 에센셜
오일은 안티에이징을 도와주므로 로즈 에센
셜 오일을 첨가한 오일을 스킨케어로 이용하
자. 20대, 30대라면 로즈 에센셜 오일을 추출

할 때 얻어지는 로즈워터로도 충분하다.

로즈 에센셜 오일을 고를 때에는 수증기증류법으로 얻어진 로즈오토를 고르도록 유의한다. 용매를 써서 추출한 로즈앱솔루트는 소량이기는 해도 용매가 에센셜 오일 속에 남아 있다. 피부에 바르는 것이라면 가격이 비싸더라도 로즈오토를 사용하기를 권한다.

🍎 만다린 (에센셜 오일)

부드럽고 아름다운 피부를 가꾸어주는 온화한 에센셜 오일 ⸱⸱⸱⸱⸱⸱⸱⸱

만다린은 상쾌한 감귤 향으로 기분을 진정하는 효과가 있다. 불안하거나 자신감을 잃었을 때에 힐링해주는 힐링 에센셜 오일을 알려져 있는데 피부 미용에도 효과적이어서 피부를 부드럽게 정돈해준다. 흔히 임신선 예방 크림에도 배합되어 있다. 나이가 더할수록 아무래도 각질이 두꺼워지고 피부가 단단해지는데 이들이 부드럽게 정돈되면 주름도 잘 생기지 않게 마련이다. 얼굴 케어에는 손바닥에 3~5ml의 베이스오일을 덜고 에센셜 오일 1방울을 더해 잘 섞은 다음 마사지해준다. 유사한 작

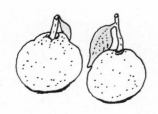

용을 하는 프랑킨센스 에센셜 오일로도 대용 가능하다.

🍓 제라늄, 벨가못 (에센셜 오일)

향과 작용이 순한 에센셜 오일로 피부를 아름답게

제라늄은 프랑스산 화장품에는 거의 반드시 배합되는 에센셜 오일이다. 로즈와 비슷한 화사한 향이 있고 피지 균형을 유지하고 피부를 부드럽게 하는 효과가 뛰어나다. 특히 건조한 피부가 고민이라면 꼭 갖춰놓아야 할 에센셜 오일 중 하나이다.

벨가못도 진정 작용이 있는 초산리나릴을 풍부하게 함유하여 모공을 조이고 여드름 등의 염증을 억제해준다. 자신의 피부 타입에 맞게 선호하는 향을 골라 나누어 사용하자.

자연약 리스트

- 로즈오토
- 만다린
- 프랑킨센스
- 제라늄
- 벨가못

부종

부종은 염분과 수분의 과잉 섭취 때문이라고 여기기 쉽지만
여성에게는 체력 부족도 주된 원인. 배출하는 힘을 길러주자.

댄디라이언 (허브)

체력 부족이 원인인 부종을 해소!

댄디라이언(서양민들레)을 달인 민들레커피는 카페인이 들어 있지
않아서 임신 중에도 안심하고 마실 수 있는 무카페인 음료이다. 혈
당을 억제하는 이눌린과 부종의 원인이 되는 체내 수분을 배출하는
칼륨이 풍부하므로 부종이라고 느껴지면 일찌감치 허브티나 팅크로
섭취하자. 여성이 잘 붓는 것은 체력이 부족해서 체액이 원활히 돌지
않는 것도 한 원인이다. 체력을 기르고 순환을 돕는 허브의 힘으로
그날의 붓기는 그날 중에 없애도록 신경 쓰자.

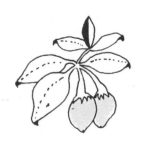

구기자잎 (허브)

부종과 냉증을 없애주는 '연명차(延命茶)'

구기자 열매는 한방에서 잘 알려져 있지만 잎에도 영양이 풍부하여 중국에서는 오래전부터 많이 이용해왔다. 함유 성분인 루틴은 모세혈관을 튼튼히 하고 베타인은 약해진 간 기능을 보완해준다. 비타민 B와 C, 칼륨도 풍부해서 부종을 배출하고 냉증을 개선하는 효과가 있다. 허브티로 하루에 1~2잔 정도 마시는 것을 권장한다.

네톨 (허브)

디톡스 효과가 뛰어난 허브

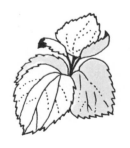

풋풋한 향이 은은하게 나는 네톨 허브티는 배출 작용을 한다. 몸의 피로를 풀어주는 아세틸콜린과 조혈 작용이 있는 클로로필, 그리고 철분, 실리카, 칼륨 등의 미네랄, 알레르기를 억제하는 히스타민 등도 풍부하여 부종을 해소하고 알레르기를 가라앉히는 '정화(淨化)의 허브티'로 유명하다. 빈혈과 꽃가루 알레르기를 예방하고 부종과 울혈을 없애준다. 부종이 염려되는 임신부나 허약체질인 사람에게도 권장된다. 생엽이 아닌 말린 허브를 사용하자.

🍀 주니퍼베리, 사이프러스, 로즈마리 (에센셜 오일)
오일 마사지로 림프 흐름을 원활하게

타박상(114페이지)과 욕창(155페이지)에서도 소개한 사이프러스와 주니퍼베리, 로즈마리 에센셜 오일에는 체액을 배출하는 작용이 있어 부종 케어에도 안성맞춤이다. 혈행을 개선하고 피로물질도 깨끗하게 내보낸다.

발 마사지할 때는 10㎖의 식물성 오일에 이들 에센셜 오일을 모두 4~5방울 혼합해서 아래에서 위로 쓸어 올리듯이 바르면 효과적이다. 마지막에는 서혜부의 림프절로 흘려보내면 노폐물이 체외로 배출된다.

자연약 리스트

- 댄디라이언
- 구기자잎
- 네톨
- 주니퍼베리
- 사이프러스
- 로즈마리

다이어트

다이어트의 핵심은 혈당치의 급격한 상승을 예방하는 것.
기초 대사가 떨어진 몸을 식물의 힘으로 지원하자.

돼지감자

대사력이 올라가는 '천연 인슐린'

과식(56페이지)과 고혈당(136페이지)에서도 소개한 돼지감자는 이
눌린이 풍부한데 이눌린은 혈당치 상승을 억제하는 작용이 뛰어나
다. 혈당치 상승이 억제되면 당분이 지방세포로 변환하기 어려워지
기에 돼지감자는 다이어트에 딱 맞는 식재료이다. 날것을 그대로 샐
러드로 만들거나 된장국에 넣거나 볶음요리로 익혀서 먹어도 좋다.
다이어트뿐만 아니라 당뇨병이 있는 사람에게도 좋은 식재료이다.
다이어트를 위해서는 전칠인삼(138페이지)도 권한다.

🦋 멀베리잎 (허브)
당 흡수를 억제하는 다이어트 차

멀베리잎(뽕잎)차에 함유된 데옥시노지리마이신이라는 성분에는 당질 흡수를 억제하는 작용이 있다. 돼지감자 같이 이눌린도 들어 있어서 다이어트용 차로 안성맞춤이다. 래트(실험용 쥐)에게 멀베리잎을 먹였더니 래트의 내장지방이 감소했다는 실험 결과가 보고되었다. 또 칼슘과 철분, 카로틴 등 영양이 풍부한 것도 멀베리의 뛰어난 점이다. 멀베리잎을 섭취하면 온전히 영양을 흡수하여 근육을 유지하면서도 대사력을 높여주므로 성인 다이어트의 든든한 지지자이다.

🦋 감잎 (허브)
콜레스테롤 수치도 조정

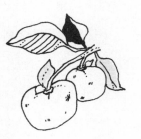

감잎은 '감잎 스시'라는 초밥 요리에도 쓰일 정도로 방부작용이 뛰어나다. 감잎차는 비타민 C가 풍부해서 어린이와 노인, 임신부까지 마실 수 있는 건강차로 알려져 있다. 다이어트에도 효과적인데 차에 함유된 감탄닌이 나쁜 콜레스테롤을 줄여주는 작용을 한다. 혈압을 안정시키고 혈관 질병을 예방하는 작용도 있어 다이어트는 물론 생활습관병 예방에도 널리 도움이 된다. 감나무가 가까이에 있다면 잎을 따서 수일 동안 그늘에 말려 직접 만들어도 좋다.

🦋 두충차

특정 보건용 식품*으로 지정된 '살 빠지는 차'

기초대사가 저하되는 성인 다이어트에서는 콜레스테롤을 억제하고 지질 흡수를 차단하는 것이 중요하다. 두충차는 지방의 연소를 촉진하는 담즙산 분비를 활발하게 해서 기초대사를 높여준다는 점 때문에 유명해졌다. 남은 에너지를 지방으로 변환하지 않고 콜레스테롤 수치를 떨어뜨리는 데 사용하는 것이다. 대사증후군(만성적인 대사 장애로 인하여 고혈당, 고혈압, 비만 등의 증세가 한꺼번에 나타나는 상태_역자)이 염려되는 사람, 다이어트 하고 싶은 사람 등에 권장되는 무카페인 티이다.

*특정 보건용 식품: 건강 증진에 유용한 식품이라고 안전성과 유효성을 공인받은 제품. 일본 소비자청이 주관한다_역자

자연약 리스트

- 돼지감자
- 전칠인삼
- 멀베리잎
- 감잎
- 두충차

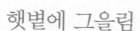

햇볕에 그을림

햇볕에 그을린 후 피부 진정과 미백에도 식물은 효과적이다.
안팎으로 받아들여 피부 손상을 줄이자.

율무

먹거나 발라도 효과가 있는 '미백 한방'

율무는 미백화장품에 배합되어 있는 경우가 많고, 껍질을 제거한
것은 '의이인(薏苡仁)'이라 하며 한약재로 이용되어 왔다. 햇볕에 그을
려 손상된 피부를 회복하려면 시판 중인 율무가루를 물에 개어 팩을
하는 방법이 잘 알려져 있지만 율무를 조리해서 먹는 것이 가장 좋다.

율무는 칼슘, 철분, 비타민류를 풍부
하게 함유할 뿐더러 단백질과 아미노산
함유율이 곡물 중에서 으뜸이라고 한
다. 이런 성분이 인체에 흡수되어 피부
재생력을 높여준다.

예로부터 사마귀를 제거하는 민간

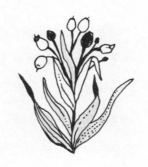

약으로 유명하지만 기미 · 주근깨 등 잡티를 없애주는 훌륭한 식재료이기도 하다.

율무가루를 우유나 요구르트에 타서 간편하게 마시거나 알갱이를 볶으면 맛있는 간식이 된다. 샐러드에 넣어 먹어도 좋다. 날마다 조금씩 꾸준히 섭취하면 아름다운 피부를 유지하고 미백력을 높여준다.

🌿 카렌듈라 (오일)
소염 작용이 뛰어난 '태양의 허브'

카렌듈라(금잔화)는 봄에 피는 산뜻한 오렌지색 꽃으로 축제 때 성모마리아에게 바치는 꽃이라 해서 메리골드라고 부르기도 한다.

비타민 A와 플라보노이드가 듬뿍 함유되어 있어 염증을 가라앉히고 피부재생 효능이 높은 것으로 알려져 있다.

햇볕에 그을리는 것은 피부의 염증이기 때문에 카렌듈라를 침출한 오일을 발라서 조기에 가라앉히는 것이 중요하다.

손상된 피부와 점막을 회복시키는 작용과 보습 효과도 뛰어나서 카렌듈라 오일을 그대로 발라도 좋고 카렌듈라 성분이 들어 있는 크림을 바르는 것도 간편한 방법이다.

알로에 (허브), 라벤더 (에센셜 오일)

진정을 돕는 2대 허브

햇볕에 그을림은 말하자면 가벼운 화상 같은 것이다. 한시라도 빨리 염증을 가라앉히는 게 중요하므로 알로에베라의 투명한 젤리 부분을 바르자. 쿨링 효과가 있는데다 피부 재생도 촉진시켜주어 일석이조이다.

또 화상(108페이지)에서 소개한 라벤더 에센셜 오일은 햇볕에 그을린 피부 관리에도 안성맞춤이다. 항염증 작용이 뛰어나므로 베이스오일에 섞어서 햇볕에 그을린 부위에 전체적으로 바르면 좋다.

자연약 리스트

● 율무   ● 카렌듈라   ● 알로에   ● 라벤더

체취

균이 번식해서 생기는 체취.
항균 작용이 있는 허브를 이용해서 지혜롭게 관리하자.

감잎 (허브)

탈취제의 원료이기도 한 슈퍼 탄닌

감잎에 함유되어 있는 감탄닌은 탈취 효과가 뛰어나다. 그래서 이 성분을 배합한 탈취제도 판매되고 있다. 잎을 달여 차로 마시면 체취와 구취가 예방된다. 항알레르기 작용이 있는 아스트라갈린이라는 성분도 들어 있어, 감잎을 넣어 끓인 물로 몸을 닦거나 목욕하면 효과를 얻을 수 있다. 시중에서 판매하는 '데오더런트 바디 페이퍼'에 들어 있는 에탄올에 알레르기를 일으키는 사람은 감잎차를 시도해보자.

유자

수제 유자껍질잼으로 냄새를 차단

유자의 과육이 아닌 껍질 부분에는 리모넨이라는 항균 작용을 지닌 성분이 풍부하다. 그러므로 수제 유자껍질잼으로 만들어 먹자. 유자 껍질을 모아 감미를 더해 물을 바특하게 붓고 15분 정도 끓이면 된다. 잼에 있는 유자 껍질을 씹어 냄새 분자를 천천히 음미하면서 먹으면 구취와 체취가 예방된다. 또한 시트랄과 피넨 같은, 대사를 촉진하는 성분도 섭취할 수 있다.

농약이 염려될 때에는 유자를 통째로 한 시간 가량 중조수에 담가둔다.

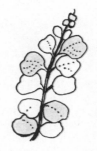

유칼립투스 라디아타, 페퍼민트 (에센셜 오일)

구취와 체취를 폭넓게 예방

체취가 염려될 때에 탈취 효과가 높은 에센셜 오일을 사용해도 아주 좋다. 멘톨이나 멘톤, 시네올 같은 성분은 세균 번식을 억제하고 기분을 상쾌하게 해준다. 옷과 구두에 뿌리는 탈취 스프레이를 만들어 보자. 에탄올 5ml에 에센셜 오일을 각각 5방울 정도 떨어뜨려 잘 흔든 다음 정제수 25ml를 더하면 스프레이 액이 된다. 옷장 속이

나 쓰레기 냄새 제거에도 쓸 수 있다. 또 한 컵의 물에 에센셜 오일을 각 1방울 떨어뜨리면 구취 예방용 가글액으로 쓰기에 적당하다. 에센셜 오일의 힘으로 체취의 원인이 되는 성분을 제거하여 산뜻하게 생활하자.

MINI COLUMN

펜넬 열매를 먹고 구취 예방

일본에는 별로 알려지지 않았지만 인도 사람들은 식사 후 구취 예방을 위해 펜넬 열매를 씹어 먹는 습관이 있다. 또한 중국에서는 황제를 알현할 때 펜넬을 씹었다는 이야기도 전해진다. 펜넬 열매를 입 안에서 계속 씹고 있으면 열매에서 우러나는 스파이시한 향에 타액 분비가 활발해지는데, 이는 입이 말라서 생기는 구취를 예방한다. 펜넬이 들어간 가글액이나 치약을 이용하는 것도 좋은 방법이다.

자연약 리스트

- 감잎
- 유자
- 유칼립투스 라디아타
- 페퍼민트
- 펜넬

건조한 피부

건조한 피부에는 에센셜 오일이나 차를 통해 몸속을 정돈하여
촉촉하고 아름다운 피부를 만들자.

프랑킨센스

예수의 탄생에 함께 한 '성스러운 선물'

프랑킨센스는 향이 신비롭고 예로부터 종교의식에 자주 쓰이곤
했다. 성경에 따르면 아기 예수가 탄생했을 때 세 명의 동방박사가
갖고 온 선물이 죽음과 부활을 상징하는 몰약, 왕좌를 상징하는 황
금, 예배를 상징하는 유향, 즉 프랑킨센스였다고 한다.

피넨과 텔피넨처럼 진정 작용과 항염증 작용이 뛰어난 성분을 함
유하고 있기 때문에 건조하
거나 노화가 걱정되는 피부
의 스킨케어에도 안성맞춤이
다. 피부 재생에 큰몫을 담당
한다. 베이스오일에 에센셜

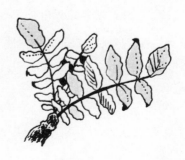

오일을 떨어뜨려 일상적인 스킨케어에 이용하자.

한편 프랑킨센스가 명상할 때에 자주 쓰이는 데서도 알 수 있듯이 프랑킨센스의 신비로운 향은 마음을 가라앉혀 긴장을 풀어주고 우울 상태로부터 해방시키는 작용이 있다. 천천히 향을 들이마시고 몸과 마음으로 그 효용을 만끽하자.

검은콩차

콜라겐을 연결시켜 촉촉하고 탄력 있는 피부로 ·····················

검은콩차는 폴리페놀의 일종인 안토시아닌이 풍부해서 혈액을 맑게 해주고 피부의 탄력 성분인 콜라겐끼리 연결시켜주므로 건조와 노화가 염려되는 사람에게 권장한다.

안토시아닌은 수용성이어서 차로 마셔도 충분히 효과적이지만 이왕이면 콩도 함께 먹는 것이 더 좋다. 콩에 들어 있는 이소플라본으로 기미와 주름을 예방하고 동시에 식이섬유도 섭취할 수 있다. 또 이소플라본에는 칼슘의 유출을 막는 작용이 있어 골다공증도 예방된다. 암 같은 질병 예방은 물론 피부 미용에도 뛰어난 효능을 지닌 차이다.

쌀겨

먹거나 발라도 즉시 효과를 발휘하는 피부 미용 가루 . . . .

쌀겨는 일본에서는 예로부터 세안에 사용되곤 했다. 비타민류 이외에 칼슘과 철분 등의 미네랄도 풍부해서 항산화 작용이 뛰어나고 혈행을 촉진해주는 작용도 하고 있다. 쌀겨를 찬물이나 미지근한 물에 풀어 세안 후 피부에 얹으면 간이 팩이 된다. 수 분 동안 그대로 두었다가 씻어내면 피부가 놀라우리만치 매끈매끈해진다. 또한 쌀겨는 멸치나 깨를 넣고 볶으면 고소하고 영양만점인 후리카케(어육, 김, 깨 등을 섞어서 만든 가루식품_역자)가 된다. 음식으로 섭취하고 피부에 바르며 몸속과 겉으로부터 건조한 피부를 보살펴주자.

자연약 리스트
- 프랑킨센스
- 검은콩차
- 쌀겨

여드름 · 뾰루지

생리주기나 수면 부족 등으로 톡 튀어나온 여드름.
밖으로부터는 살균하고 몸속으로부터는 배출 작용을 높여주자.

티트리 (에센셜 오일)

직접 바르는 슈퍼 에센셜 오일

티트리 에센셜 오일에 포함된 시네올과 알파-피넨 등의 성분에 탁월한 항균 작용이 있어 여드름 부위의 아크네균 증식을 억제한다. 피부에 직접 바를 수 있으므로 면봉에 묻혀 살짝 여드름 부위를 살균하자. 레몬도 같은 살균 작용이 있지만 레몬은 태양광에 닿으면 피부에 나쁜 영향을 미치는(광독성이라고 한다) 성질이 있어 낮 동안의 피부 관리에는 적합하지 않다. 그러나 티트리는 그럴 염려가 없으며 살균을 계속하면서 염증 등 붉게 올라온 것도 깨끗이 가라앉혀준다.

매실

살균 작용과 항균 작용도 강력한 진액으로

매실은 아주 친숙한 식재료이지만 강력한 살균 작용과 항균 작용이 있어 여드름과 뾰루지 케어에도 효과가 있다. 진액을 마시거나 여드름 부위에 진액을 바르면 염증을 빨리 가라앉히고 치료를 앞당길 수 있다. 진액은 생매실을 갈아서 그 즙이 걸쭉해질 때까지 약한 불에 수 시간 졸이면 완성된다. 위장 상태가 나쁘거나 피로가 쌓였을 때에도 매실 진액 1큰술 정도를 섭취하면 효과적이다. 시판되는 진액을 사용해도 좋다.

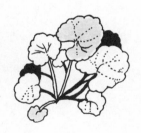

병풀 (허브)

모세혈관을 정화하는 '장수 허브'

병풀은 아유르베다에서 '장수 허브'로 잘 알려져 있으며 WHO(세계보건기구)가 선정한 '21세기에 남겨야 할 주요 약초' 목록에 들어 있을 정도로 자양강장 작용과 항염증 작용이 뛰어나다. 병풀은 대사를 촉진하는 성분을 함유하고 있기 때문에 화장품의 원료로도 자주 사용된다. 여드름이나 뾰루지가 났을 때 허브티나 건강기능식품을 섭취하면 쉽게 진정된다. 콜라겐과 엘라스틴 생성을 도와주고 손톱과 머리카락 발육에도 좋은 허브라서 안티에이징 케어로 권장된다.

🌿 약모밀 (허브)

남아 있는 것을 배출하는 배출차

여드름이나 뾰루지가 났을 때는 대개 몸속에 여분의 수분과 노폐물이 쌓여 있는 상태이다. 이것을 몸 밖으로 배출하도록 강력한 이뇨 작용을 하는 것이 약모밀차이다. 약모밀에는 데카노일아세트알데히드와 쿼르시트린 등 특별한 독소 배출 성분이 많이 함유되어 있어 혈류를 개선하고 노폐물을 배출하는 작용이 탁월하다. 순환을 원활하게 해서 여드름과 뾰루지가 잘 나지 않는 체질로 이끌어준다.

자연약 리스트

● 티트리　● 매실　● 병풀　● 약모밀

기미

'기미는 지워지지 않는 것'이라고 단념하는 사람도 많지만 식물의 힘을
활용하면 눈에 띄지 않게 된다. 바르고 마시는 케어를 해보자.

로즈힙 (허브)

비타민 C · P · E가 풍부한 '비타민의 보고'

로즈힙이라고 하면 비타민 C를 떠올리는 사람이 많겠지만 로즈
힙 열매에는 비타민 P와 비타민 E도 풍부하게 들어 있어, 흔히 '비타
민의 보고'라고 할 만큼 천연의 건강기능식품이다.

로즈힙에는 이들 비타민의 상승효과로 기미와 주근깨를 예방하
는 작용이 있기에 기미가 신경 쓰인다면 꼭 로즈힙차를 마시자. 기미
와 주름의 원인이 되는 활성산소를 없애주는 리코펜도 함유하고 있
어 좋다.

로즈힙차를 마실 때에 기억해야 할 점은 '열매도 통째로 먹는다' 는 것이다. 열매 부분에 영양분이 많아서 그대로 먹거나 잼으로 만들어도 좋다. 로즈힙 허브티가 시고 쓰게 느껴지면 꿀을 첨가해서 마시는 것도 좋은 방법이다. 통째로 흡수하여 피부 미용 효과를 최대한으로 끌어올리자.

🦋 비파잎 (허브)
민감성 피부에도 쓸 수 있는 미백 허브

비파잎은 차(37페이지)로 마시거나 한방에서 온구(溫灸: 온구기를 이용한 뜸)에 쓰이기도 한다. 비타민과 미네랄, 폴리페놀이 풍부한 비파잎을 달인 물은 예로부터 피부 미용·미백 로션으로 이용되었다. 또 항균과 진통 작용이 있는 성분이 들어 있어 민감성 피부인 사람도 안심하고 사용할 수 있다.

비파잎을 끓는 물에 10분 정도 우려 차로 마셔도 좋고 찻물을 차갑게 해서 로션으로 써보기를 권유한다. 염증을 가라앉히고 촉촉함을 더해주므로 기미가 눈에 띄지 않는 피부로 이끌어준다. 또 수렴 작용이 있어 주름 예방과 피부 탄력에 도움을 준다.

제라늄 (에센셜 오일)

피부 재생을 촉진하고 하얀 피부를 유지!

정상적인 피부의 턴오버 주기는 28일이지만 나이가 들수록 이 주기가 흐트러진다. 또 자외선으로 손상된 피부도 회복이 늦어지는데 그럴 때 피부 재생을 촉진하는 것이 제라늄 에센셜 오일이다. 이 에센셜 오일은 피지 균형도 조절해주므로 피부 타입에 상관없이 사용할 수 있다. 기미가 신경 쓰이는 어른 피부에는 로즈오토와 혼합하여 쓰는 것도 좋은 방법이다. 베이스오일 5㎖에 2방울 정도 제라늄 에센셜 오일을 더해 미용액으로 사용한다.

자연약 리스트

● 로즈힙　　● 비파잎　　● 제라늄　　● 로즈오토

주름

표피가 두꺼워져 차츰 깊어지는 표정 주름.
가장 좋은 예방법은 새로운 세포가 생겨나게 하는 것.

🦋 로즈 (에센셜 오일)

피부 타입을 가리지 않는 특별한 에센셜 오일 ·········

　　로즈 에센셜 오일에 많이 함유되어 있는 게라니올은 민감성 피부를 비롯한 모든 피부 타입에 좋은 성분으로, 피부 탄력을 강화하고 탱탱하게 해준다. 또한 건조를 예방하여 피부를 젊게 하는 작용도 뛰어나서 주름이 신경 쓰이는 피부에 권장된다. 베이스오일에 로즈 에센셜 오일을 1~2방울 섞어 바르기만 하면 매일 실시할 수 있는 스킨케어로 간편하게 이용할 수 있다. 피부에 바르는 것인 만큼 가급적 용매가 섞여 있지 않은 로즈오토를 사용하자.

네롤리 (에센셜 오일)

피부에 탄력을 부여하는 대표적인 화장품 원료 ·········

피부 밸런스를 정돈하는 네롤리 에센셜 오일은 건성 피부는 물론 지성·민감성 피부 등 모든 피부 타입에 잘 듣는다. 특히 피부 재생을 촉진하는 작용이 뛰어나서 각질이 두터운 중장년층의 피부와 손상을 입어 약해진 피부에도 좋다. 또 리나롤과 알파-테르피네올 등 진정 성분이 들어 있어 평소 로션이나 유액(emulsion)을 바를 때에 1~2방울 더해 사용해도 좋다. 마음이 평온해지고 거칠어진 피부에 탄력이 되살아난다.

프랑킨센스 (에센셜 오일)

온화한 향기로 '젊음을 되살리는 에센셜 오일' ·········

프랑킨센스는 소말리아나 이디오피아 등지의 황야에 자생하는 수목에서 채취되기에 매우 고가인 에센셜 오일이다. 하지만 피부 미용 효능이 탁월해서 클레오파트라 시대부터 주름 예방을 위한 에센셜 오일로 사랑받았다고 한다.

피부세포의 성장을 촉진하고 촉촉함을 유지하는 작용이 뛰어나서 주름과 팔자주름, 피부 건조·처짐 등 노화와 관련된 피부 고민 전반에 권장된다. 베이스오일에 에센셜 오일을 몇 방울 더해 마사지하듯 바르면 효과적이다.

진정 작용이 있는 알파-피넨과 리모넨이 많이 함유되어 있어 마음을 진정시켜주는 작용도 있다.

🍂 병풀 (허브)

상처도 치료하는 힘이 있어 안으로부터 젊어진다! ....

병풀은 WHO(세계보건기구)의 '21세기에 남겨야 할 주요 약초'의 톱 10에 올라 있는 허브로 아시아티코시드라는 성분이 혈행을 좋게 하고 피부 상태를 정돈해준다. 허브티나 팅크로 흡수하면 몸속으로부터 젊어지게 도와준다. 또한 화장품에 배합된 병풀에는 콜라겐과 히알루론산 생성을 돕는 작용이 있다.

자연약 리스트

● 로즈오토   ● 네롤리   ● 프랑킨센스   ● 병풀

모발 고민 〈흰머리 · 탈모〉

스트레스나 노화로 진행되는 흰머리와 탈모.
식물의 폴리페놀을 활용해서 막아보자.

쇠뜨기 (허브)

검은 머리를 유지하는 미네랄의 보고

쇠뜨기(호스테일)는 알칼로이드와 실리카, 이산화규소 등의 미네랄을 풍부하게 함유한 허브이다. 이들 성분이 모발 및 피부 재생을 도와주기 때문에 독일에서는 치료용으로 쓰이기도 한다. 허브티를 하루에 1~2잔 정도 마시면 흰 머리가 덜 나게 된다. 또한 호르몬 균형 변화도 모발에 큰 영향을 미치기 때문에 호르몬의 재료가 되는 양질의 오일도 잊지 말자. 들깨 오일, 달맞이꽃 오일, 헴프씨드 오일 등을 섭취하는 것도 흰 머리 예방에 효과적이다.

검은깨, 양파껍질

안티에이징 식재료로 검고 윤기 있는 모발을 ·········

식물의 색소는 대개 항산화 성분인데 검은깨도 안티에이징 식재료 중 하나이다. 검은깨에 비타민 E와 세사민, 깨리그난, 그리고 안토시아닌 등의 성분이 풍부해서 흰머리를 개선하는 작용이 있다. 산화하면 소용없으므로 그 자리에서 빻거나 갈아 먹자.

또한 양파껍질에는 퀘르세틴이라는, 색소세포의 작용을 도와주는 플라보노이드가 풍부하다. 껍질을 가루로 만든 제품이 시판되고 있으니 수프에 타서 먹자.

스위트오렌지 (에센셜 오일)

솜털을 정착시켜 탈모를 차단 ·········

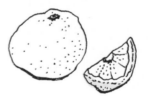

생성된 솜털이 굵어지고 확실하게 자리 잡으면 탈모는 줄어든다. 이때 도움이 되는 에센셜 오일이 스위트오렌지이다. 스위트오렌지에 함유된 성분인 리모넨은 보습력이 높아서 솜털을 정착시켜 산화를 방지하는 작용을 한다.

손바닥에 3~5ml의 베이스오일을 덜어 스위트오렌지 에센셜 오일을 수 방울 더해 섞은 다음 두피를 마사지해준다. 스위트오렌지뿐 아니라 감귤류는 껍질에 좋은 성분이 듬뿍 들어 있으므로 레몬이나 유자 등 그 밖의 감귤 계통 에센셜 오일도 대용 가능하다.

🍃 팔마로사, 일랑일랑 (에센셜 오일)
지성이 되기 쉬운 두피를 청결하게

팔마로사는 지성피부용 화장수에도 흔히 배합되어 있다. 피지 밸런스를 정돈해주고 세포를 건강하게 하는 작용이 있어 두피 케어에도 안성맞춤이다. 모발의 질을 개선하고 싶다든지 비듬을 방지하고 싶은 경우에는 샴푸에 2~3방울 섞어 쓰거나 두피케어제품에 섞어서 마사지하자. 일랑일랑 에센셜 오일도 강장 효과와 피지 균형을 조절하는 효과가 있으므로 팔마로사와 일랑일랑을 혼합하여 쓰는 것도 권장한다. 생겨난 모발이 확실하고 튼튼해진다.

자연약 리스트				
쇠뜨기	들깨 오일	달맞이꽃	헴프씨드	검은깨
양파껍질	스위트오렌지		팔마로사	일랑일랑

자연약으로 실내를 쾌적하게

주방을 청결하게 유지할 때에도 에센셜 오일이 효과를 발휘한다.
커튼이나 소파 등의 항균 · 탈취에도 활용하자.

• 에센셜 오일은 항균 효과가 탁월하고 향도 좋다

음식을 다루는 장소에서는 입에 넣어도 안전한 항균 · 탈취 스프
레이를 쓰고 싶게 마련이다. 그럴 때에 편리한 것이 항균 작용이 높
은 페퍼민트 에센셜 오일이다. 청량감이 있는 멘톨이 잡균을 잡아줄
뿐더러 상쾌한 향도 즐길 수 있다. 살균 작용 이외에 항균 항바이러
스 효과가 뛰어나서 가글액으로도 사용할 수 있다.

탈취 스프레이를 만드는 경우에는 무수에탄올과 정제수를 준비
하자(23페이지 참조).

페퍼민트와 레몬 에센셜 오일을 혼합할 것을 권한다. 레몬은 착
즙을 생굴에 끼얹으면 잡균의 99.9%가 제거된다고 할 만큼 살균 효
과가 높기 때문에 에센셜 오일도 항균 작용이 상당하다. 페퍼민트 2
: 레몬 1의 비율이 적당하다.

예를 들어 100㎖ 스프레이를 만드는 경우에는 무수에탄올 10㎖에 페퍼민트 에센셜 오일을 14방울, 레몬 에센셜 오일을 7방울 정도 넣어 섞은 다음 정제수 90㎖를 더하면 완성된다.

주방과 방은 물론 쓰레기통의 냄새 제거에도 권장한다.

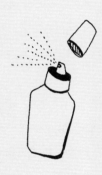

자연약 리스트

이 책에 소개한 '자연약' 식물의 주요 성분과
효과·효능을 정리했다. 식물마다 다양한 성분이 함유되어 있어
이 책에서 미처 설명하지 못한 효능도 함께 표기했다.

| 용어에 대해서 |

● 아답토젠 작용

본문에서 자주 등장하는 '아답토젠 허브'란 피로로 인한 스트레스에 대한 저
항력을 육체와 정신면에서 모두 높여주는 식물을 말한다. 또 어느 한 방향으
로만 작용하는 것이 아니라 양방향 작용, 즉 예컨대 고혈압인 경우에는 혈압
을 내려주고 저혈압인 경우에는 혈압을 높여줌으로써 균형을 조절하는 작용
을 한다. 리스트의 효과·효능에는 '아답토젠 작용'이라고 기재하였다.

● 에스트로겐 양(樣) 작용, 프로게스테론 양(樣) 작용

에스트로겐(난포호르몬)이란 배란과 수정을 촉진하기 위한 호르몬으로, 여성다
운 몸을 만들고 임신을 위한 준비를 하는 역할을 한다. 프로게스테론(황체호르
몬)이란 배란 직후부터 수정에 대비해서 임신하기 쉬운 상태를 만드는 호르몬
으로, 임신이 지속되도록 지원한다. 이 두 가지를 총칭해서 여성호르몬이라고
한다. 식물의 성분 가운데에는 이런 호르몬과 유사한 작용을 하는 것이 있는데
이를 가리켜 '에스트로겐 양 작용', '프로게스테론 양 작용'이라고 표현했다.

약 이름 / 과명	주성분	주된 효과 및 효능	페이지
가시오갈피 두릅나무과	리그난, 사포닌	면역 기능 활성화 작용, 아답토젠 작용	99–101 133–135 208–210
감잎 감나무과	탄닌, 비타민 C	고혈압 예방, 동맥경화 예방, 미백	78–80 139–141 228–230 234–236
감주	비타민 B₁, 엽산, 아미노산	피로회복	90–92
강황 생강과	커큐민, 전분	간 기능 회복 및 증진, 이뇨	93–95
검은깨 참깨과	올레인산, 깨리그난	항산화 작용, 간장 기능 강화, 신장 기능 강화	99–101 142–144 152–154 249–251
검은콩차 콩과	안토시아닌, 사포닌	활성산소 제거, 피부미용, 안티에이징	133–135 237–239
고구마 메꽃과	비타민류, 미네랄류	정장작용, 면역력 증대	72–74 194–196
인삼 두릅나무과	사포닌, 스테롤	아답토젠 작용, 강장, 에스트로겐 양 작용	99–101 172–174 178–180
고수 미나리과	피넨, 데카놀, 비타민 C	항염증, 진정, 배출 작용	90–92
구기자잎 가지과	칼륨, 루틴, 비타민류	동맥경화 예방, 간 기능 강화	149–151 225–227
구아바 도금양과	폴리페놀	혈당치 개선 작용	136–138
국화 국화과	카복실산, 람노글루코시드	눈의 피로 개선	102–104
그리포니아 콩과	5–히드록시트립토판	진통, 스트레스 완화	60–62
나한과 박과	포도당, 과당	진해	45–47
낙화생 콩아과	레시틴, 레스베라트롤	안티에이징, 혈행 촉진	152–154
냉이 십자화과	콜린, 아세틸콜린, 루틴, 바닐린산, 플라보노이드, 캄퍼	지혈, 이뇨, 해열	162–164

약 이름 / 과명	주성분	주된 효과 및 효능	페이지
네롤리 운향과	리나롤, 리모넨	중추신경 진정과 각성, 신경강장, 항우울, 최면 작용, 피부를 건강하게, 최음	172–174 212–214 246–248
네틀 쐐기풀과	히스타민, 아세틸콜린, 클로로필	이뇨, 정혈, 해독	33–35 78–80 225–227
님 멀구슬나무과	아자디락틴	정화 · 방충작용	125–126
다시마 다시마과	식물섬유, 칼륨, 요오드	부종 개선, 혈당치 억제, 당뇨병 예방	191–193
달맞이꽃 바늘꽃과	리놀산, 감마–리놀렌산	알레르기성 피부염 · PMS · 월경통 완화	81–83 165–166 249–251
대두 콩과	아미노산, 플라보노이드	체지방 연소, 동맥경화 예방	142–144
댄디라이언 국화과	뿌리: 이눌린, 루테인	간 기능 회복 및 증진, 이뇨, 최음작용	72–74 75–77 181–183 225–227
동아 박과	폴리페놀, 비타민 C, 칼륨	안으로부터 몸을 덥혀준다	30–32
돼지감자 국화과	이눌린, 펙틴	혈당상승 조정, 변비 개선, 배출 작용	54–56 136–138 228–230
두충차 두충과	리그난화합물, 철분, 아연	진정, 배출 작용	228–230
들깨 오일 꿀풀과	감마–리놀렌산	노화방지, 치매예방, 세포재생, 다이어트	133–135 194–196 249–251

약 이름 / 과명	주성분	주된 효과 및 효능	페이지
라벤더 꿀풀과	초산리나릴, 리나롤	진통 · 진정 작용, 피부반흔 형성	42–44 60–62 105–107 108–110 111–113 114–116 123–124 127–129 155–157 184–185 188–190 205–207 231–233
라벤사라 녹나무과	1,8–시네올, 베타–피넨	항감염 작용, 항바이러스	39–41
라즈베리잎 장미과	플라보노이드배당체, 탄닌	진경, 강장	105–107 175–177 184–185 191–193
레몬 운향과	리모넨, 베타–피넨	강장, 혈압강하, 가온(加溫)	33–35 39–41 96–98 252–253
레몬그래스 벼과	게라니알, 네랄	항진균, 항박테리아, 항바이러스 작용	125–126
레몬밤 꿀풀과	게라니알, 네랄	자율신경 조정, 진정, 프로게스테론 양 작용	60–62 162–164 178–180 212–214 215–217
레이디스맨틀 장미과	탄닌, 살리실산, 사포닌	프로게스테론 양 작용	167–168 202–204
로렐 녹나무과	1,8–시네올, 사비넨	진경 · 신경계의 강장 작용	155–157

약 이름 / 과명	주성분	주된 효과 및 효능	페이지
로즈마리 꿀풀과	알파-피넨, 1,8-시네올	혈행 촉진, 진통, 이뇨 작용	33–35 63–65 117–119 152–154 155–157 225–227
로즈오토 장미과	시트로네롤, 게라니올	최음, 수렴 작용	222–224 243–245 246–248
로즈힙 장미과	리놀산, 알파-리놀렌산, 오이렌산	항산화, 노화방지	90–92 117–119 243–245
리코리스 콩과	사포닌, 플라보노이드	항알레르기, 호르몬 양 작용	48–50 175–177
린덴 피나무과	플라보노이드, 글리코시드	진정, 이뇨작용	93–95
마늘 백합과	알리신	항산화, 신진대사 촉진, 피로회복	96–98 191–193 208–211
마카 십자화과	단백질, 필수아미노산, 철분	갱년기장애 · 약년성 갱년기장애 의 완화, 항피로	99–101 178–180 208–211
마테차 감탕나무과	알칼로이드, 페놀산	자극 흥분, 강장	90–92 208–211
만다린 운향과	모노테르펜 탄화수소, 리모넨	활력 증진, 식욕 증진, 피부 재생	202–204 222–224
매실 장미과	구연산, 피클린산, 에센셜 오일: 폴리아세틸렌	소화흡수 촉진, 피로회복, 항균, 방부	39–41 66–68 75–77 93–95 96–98 240–242
멀베리잎 뽕나무과	데옥시노지리마이신(DNJ), 감마-아미노낙산	혈당조정 (알파-글루코시다제 저해에 의함)	54–56 136–138 228–230
명일엽 미나리과	아미노산, 카로틴, 비타민	항균, 혈압강하	139–141 162–164

약 이름 / 과명	주성분	주된 효과 및 효능	페이지
모과 장미과	비타민 C, 탄닌, 구연산	피로회복, 미백, 부종 개선, 감염증 예방	42–44
모링가 모링가과	베헨산, 비타민 C, 비타민 B	주름 예방, 피부미용, 발모, 보습	111–113
무 십자화과	비타민 C, 디아스타제	소화촉진, 부종, 건위 작용	42–44 54–56
미끈가지 미끈가지과	푸코다인, 아르긴산, 푸코올리고당	변비개선, 피부미용, 위궤양 예방	191–193
미역 미역과	아르긴산, 미네랄, 비타민	정혈, 산후 오로 배출, 고혈압	191–193
발레리안 마타리과	발레포트리에이트	진정, 진경	205–207
뱅루즈 포도과	폴리페놀, 플라보노이드	혈행 촉진, 혈관보호	69–71
버베나 마편초과	시트랄, 게라니올	진정, 건위 작용, 소화 촉진	145–148 215–217
벨가못 운향과	리모넨, 초산리나릴	진통, 혈액순환 촉진, 반흔 형성	57–59 202–204 214–216 222–224
병풀 미나리과	아시아티코사이드, 옥시아티 코사이드	항염증, 강장, 혈행 촉진	240–242 246–248
보리지 오일 지치과	감마–리놀렌산	항염증, PMS, 알츠하이머 예방, 아토피	165–166
브로콜리 십자화과	비타민 B군, 비타민 K, 싹: 설포라판	위장보호, 싹: 항산화, 해독	57–59 105–107
블랙코호시 미나리아재비과	트리테르펜배당체, 이소플 라본	호르본 분비 조정, 에스트로겐 양 작용	145–148 169–171 175–177
블루베리 진달래과	안토시아닌, 플라보노이드	모세혈관 보호 작용	102–104
비파잎 장미과	아미그달린, 펙틴	강장, 피로회복	36–38 243–245
사이프러스 측백나무과	알파–피넨, 시그마–3–카렌	림프 울체 제거, 정맥류 울체 제거, 혈류 개선	63–65 114–116 155–157 225–227

약 이름 / 과명	주성분	주된 효과 및 효능	페이지
샌들우드 단향과	알파―산타롤, (z)―베타―산타롤	최음, 진정, 림프 울체 제거	172–174
생강 생강과	쇼가올, 진저롤	발한, 건위(健胃), 구토 억제(진토) 작용	39–41 57–59 66–68 75–77 169–171 181–183
서양산사나무 장미과	페놀산, 플라보노이드배당체	혈행 촉진(특히 심근 · 관상혈관)	130–132 145–148
세이지 꿀풀과	에스트로겐 유사 물질, 살빈산, 카르노신산, 플라보노이드, 탄닌, 페놀산	에스트로겐 양 작용, 수렴 작용	142–148
세인트존스워트 칼로필룸과	하이퍼리신, 플라보노이드	항우울, 항바이러스	178–180 212–214
솔잎 소나무과	알파―피넨, 엽록소	정혈, 조혈, 뇌경색 예방	50
쇠뜨기 속새과	알칼로이드, 실리카, 탄닌, 플라보노이드, 미네랄(규산, 칼륨, 알루미늄, 마그네슘염 등)	이뇨, 수렴 작용	45–47 249–251
순무 십자화과	아밀라제, 이소티오시아네이트	살균, 식욕증진, 소화 촉진	54–56
스위트오렌지 운향과	d―리모넨, n―옥탄올	진정 작용, 가온(加溫)	57–59 249–251
시나몬 녹나무과	탄닌, 쿠마린, 올리고메릭 프로시아니딘	소화기능 촉진, 혈당 조절, 혈행 촉진	57–59
시트로넬라 벼과	게라니올, 캄펜	자극 작용	125–126
쌀겨 벼과	피트산, 페룰산, 식물섬유	항암, 멜라닌생성 억제, 생활습관병 예방	237–239
쑥 국화과	탄닌, 클로로필	지혈, 발진 방지, 류마티스 개선	84–86 114–116 188–190
아니스 미나리과	아네톨, 플라보노이드	진경, 에스트로겐 양 작용	194–196
아르니카 국화과	헬레날린, 티몰	항염증	117–119

약 이름 / 과명	주성분	주된 효과 및 효능	페이지
아슈와간다 가지과	쓴맛 알칼로이드	진정 · 강장 작용	87–89 96–98
아스파라거스 백합과	비타민, 아스파라긴산	피로회복, 정력증강	99–101
아이브라이트 현삼과	탄닌, 사포닌	항염증, 수렴	102–104
아킬레아 국화과	이소길초산, 쿠마린	지혈, 프로게스테론 양 작용	167–168
안젤리카 미나리과	앙겔리카락톤, 비타민류	내분비계 조정, 강장, 진경	175–177
알로에 아스포델루스아과	알로인, 알로에매넌	진정진통, 효소활성 억제, 소화흡수	231–233
약모밀 삼백초과	퀘르시트린, 클로로필	고혈압 예방, 혈액 정화	72–74 114–116 240–242
양미역취 국화과	폴리페놀	목 · 이의 통증완화, 항산화	84–86
양배추 십자화과	비타민 U, 비타민 C	위점막 수복	48–50 51–53
양파 수선화과	당질, 인, 비타민 B류, 황화알릴	피로회복, 초조 방지, 건위 작용	96–98 191–193
양파껍질 수선화과	퀘르세틴	활성산소 제거, 지방흡수 억제	249–251
얼룩조릿대 벼과	엽록소, 얼룩조릿대 다당체	조혈, 면역 기능 활성화, 악취 제거	149–151
에키네시아 국화과	아라비노갈락탄, 에키나코 시드	면역 기능 활성화, 창상 치유, 항균, 항바이러스, 소염	33–35 87–89 96–98 208–211
엘더플라워 인동과	에센셜 오일: 플라보노이 드, 펙틴, 점액 · 당질	발한, 이뇨, 항알레르기	33–35 78–80 181–183
여주 박과	모몰데신, 베타–카로틴	당뇨병 예방, 고혈압 예방	90–92
연근 연꽃과	칼륨, 비타민 C	진해, 지혈, 숙취개선	42–44 51–53
오레가노 꿀풀과	카르바크롤, p–사이멘	진통작용	42–44

약 이름 / 과명	주성분	주된 효과 및 효능	페이지
오크라 아욱과	갈락탄, 펙틴, 베타-카로틴	정장 작용, 면역 기능 활성화, 점막과 피부의 건강유지	48–50
옥수수차 벼과	철분, 칼륨	이뇨 작용, 정장 작용	139–141
우엉 국화과	잎: 아르크티올 · 푸키논 뿌리: 이눌린 · 탄닌 · 폴리 페놀산	정혈 · 해독 · 항균 작용	42–44 51–53 78–80 149–151
원추리 원추리아과	아스파라긴산, 라이신	수면 유도, 수면의 질 개선	149–151
윈터그린 진달래과	살리실산메틸	진통 작용, 진경 작용	63–65 117–119 120–122
유자 운향과	리모넨, 감마-테르피넨	혈행 촉진, 자율신경 조정	57–59 69–71 145–148 155–157 202–204 205–207 215–217 234–236
유칼립투스 라디아타 도금양과	1,8-시네올, 알파-테르피네올	진해, 거담, 면역 증강	33–35 36–38 42–44 45–47 78–80 234–236
율무 벼과	코익세놀리드	사마귀, 종기 개선	231–233
이질풀 쥐손이풀과	탄닌, 미네랄류	이뇨 · 소염 작용	72–74 75–77
일랑일랑 포포나무과	게르마크렌 D–15%, 파네센 9%	항산화, 최음, 호르몬 균형 조정	139–141 172–174 249–251
잎새버섯 구멍장이버섯과	비타민, 미네랄, 베타-글루칸	면역력 증대, 항산화, 진정	87–89
자근 지치과	시코닌, 디옥시시코닌	항균 작용, 피부 활성 작용	84–86

약 이름 / 과명	주성분	주된 효과 및 효능	페이지
자스민 물푸레나무과	플라보노이드, 탄닌	최음, 호르몬 조정 작용	202–204
저먼 캐모마일 국화과	비사볼올 옥시드 A, 카마줄렌, 아줄렌, 폴리페놀	허브: 진정, 항염증 에센셜 오일: 진통, 항알레르기	45–47 81–83 87–89 111–113
전칠인삼 두릅나무과	사포닌, 가바	혈행 촉진, 항산화	136–138 228–230
제라늄 쥐손이풀과	시트로넬롤, 게라니올	피부재생, 내분비 조정, 항염증	145–147 222–224 243–245
주니퍼베리 측백나무과	알파-피넨, 미르센	정혈, 해독, 이뇨 작용	63–65 93–95 225–227
진저 생강과	알파-커큐민, 6-진저롤	건위, 진통, 혈행 촉진	66–68 169–171 181–183
징코빌로바 은행나무과	플라본배당체, 징코라이드	혈관확장, 항산화	130–132 152–154
체이스트베리 마편초과	알칼로이드, 이리도이드 배당체	호르몬 분비 조정, 프로게스테론 양 작용	145–148 162–164 175–177
칡 콩과	다이제인, 퓨에라린	혈행 촉진, 콜레스테롤 저하	30–32
카렌듈라 국화과	플라보노이드, 카로티노이드	소염 작용, 반흔 형성 작용	111–113 231–233
캣츠클로 꼭두서니과	옥시인돌, 알칼로이드류	항염증, 면역조정 작용	87–89
코파이바 콩과	베타-카리오필렌, 알파-휴물렌	항염증, 항균 작용	120–122 155–157
클라리세이지 꿀풀과	초산리나릴, 리나롤	면역 조정, 에스트로겐 양 작용, 월경 촉진, 발한억제, 신경 균형 조정	139–141 142–144
클로브 도금양과	유제놀	항균 · 항바이러스 작용	105–107

약 이름 / 과명	주성분	주된 효과 및 효능	페이지
타임 꿀풀과	티몰, p-사이멘	항진균, 항바이러스, 살균	33–35 36–38 78–80 127–129
털머위 국화과	피롤리지딘 알칼로이드	해독 작용	108–110 123–124
토란 천남성과	갈락탄, 전분, 칼륨	간장 · 신장 보강	114–116 120–122
티트리 도금양과	테르피넨-4-올, 감마-테르피넨	항바이러스 · 항균 · 항진균 작용	36–38 42–44 105–107
파출리 꿀풀과	파출리알콜	항균, 최음 작용	172–174
팔마로사 벼과	게라니올, 초산게라닐	세포성장 촉진, 항진균	127–129 249–251
패션플라워 시계꽃과	플라보노이드, 플라보노이 드배당체, 알카로이드	진정, 진경, 진통 작용	102–104 205–207
페퍼민트 꿀풀과	⌐멘톨, ⌐멘톤	살균소독, 항히스타민, 건위 작용	39–41 60–62 93–95 181–183
펜넬 미나리과	t −아네톨, 리모넨	에스트로겐 양 작용, 최음, 해독	194–196 234–236
프랑킨센스 감람과	알파−피넨, 알파−투엔 (thuyene)	피부염증 방지, 세포성장 촉진, 피지균형 조정	184–185 222–224 237–239 246–248
피버퓨 국화과	세스키테르펜 락톤, 탄닌, 쓴맛 수지, 피레트린	소염, 이완	169–171
하이비스커스 아욱과	식물산, 안토시아닌, 점액 질, 펙틴, 미네랄(칼륨 · 철)	대사촉진, 소화기능 촉진, 배변 촉진, 이뇨, 피로회복	90–92
핫초된장	갈색색소, 효소, 비타민류	과산화지질의 생성 방지, 노화방지	51–53 75–77
헴프씨드 삼과	아미노산, 알파−리놀렌산, 리노르산	동맥경화 예방, 항알레르기	81–83 249–251
현미 벼과	비타민, 미네랄, 식물섬유	정장 작용, 면역력 증대	72–74

약 이름 / 과명	주성분	주된 효과 및 효능	페이지
호박 박과	카로틴, 칼륨	모발 · 피부재생, 항산화, 변비예방	194–196
호박씨 박과	칼슘, 미네랄, 오메가3	노화방지, 빈뇨 개선, 피로회복	130–132
호프 삼과	탄닌, 에스트로겐 유사 물질	진정 · 에스트로겐 양 작용	202–204 215–217
홀리바질 꿀풀과	우르솔산, 로즈마린산	아답토젠 작용	120–122

우리 집에는 계절마다 수많은 채소와 된장, 그리고 봄가을 효소
가 온다. 이들은 모두 요도미 반도의 시골에 계시는 부모님이 손수
만드는 것들이다. 도착한 소포 꾸러미를 끌러볼 때마다 대지에 뿌리
를 내리고 살아가는 자연의 식물과 흙냄새가 콧속 가득 들어온다.

그 자연의 은혜와 애정을 어린 시절부터 넘치도록 받아왔다는 사
실에 새삼 고개를 숙인다. 어느새 이미 여든에 접어드는 부모님이 여
전히 건강한 것도 매일하는 이런 식사와 관리 덕분이다.

프랑스에서 식물요법을 배웠다고 하면 모던하게 들리지만 내 뿌
리는 일본의 대자연이다. 고향집에 돌아갈 때마다 '앗짱, 피토테라피
같은 폼 나는 이야기 그만하고 이 된장 좀 먹어보렴' 하는 식으로 부
모님과 이웃 할아버지, 할머니들이 챙겨준다.

식물요법은, 이렇게 예로부터 전해오는 지혜를 과학적·화학적
으로 해명해나가는 것이지만 그것을 배우면 배울수록 본래 몸이 느
끼는 대로 정확하게 이해하는 것이 더 중요하지 않을까 생각하게 된
다. 식물을 이해할수록 인간의 지혜를 뛰어넘는 자연의 구조에 놀라
게 된다. 한편으로는 자연에 순응하고 감사하며 살아온 일본인 고유
의 식물요법도 있음을 느낀다.

화학적인 약도 중요하다. 그러나 거기에 기대기 전에 식물의 에

너지를 생활에 받아들여 스스로 이겨낼 수 있는 방법이 많이 있다. 그런 마음을 담아서 책 제목을 '자연약'으로 정했다. 여러분이 지금 겪고 있는 증상을 완화하거나 예방하는 데에 이 책이 도움이 된다면 좋겠다.

2016년 4월

모리타 아쓰코

SHIZENGUSURI by Atsuko Morita
Copyright © 2016 by Atsuko Morita
All rights reserved.

Original published in Japan by WANI BOOKS CO., LTD., Tokyo.
Korean translation rights arranged with WANI BOOKS CO., LTD., Japan
through BESTUN KOREA Agency, Korea
Korean translation copyrights © 2017 by CLEMA Publishing Co.

이 책의 한국어판 저작권은 베스툰 코리아 에이전시를 통해 일본 저작권사와 독점 계약한 글레마에 있습니다. 저작권법에 의해 한국 내에서 보호를 받는 저작물이므로 무단전재나 복제, 광전자 매체 수록 등을 금합니다.

약 안 쓰고 건강을 지키는
자연약

초판 1쇄 인쇄 2017년 5월 10일
초판 1쇄 발행 2017년 5월 20일

지은이 모리타 아쓰코
옮긴이 홍주영

발행인 양문형
펴낸곳 글레마
등록번호 제313-2008-31호
주소 서울시 종로구 대학로14길 21(혜화동) 민재빌딩 4층
전화 02-3142-2887   팩스 02-3142-4006
이메일 yhtak@clema.co.kr

ⓒ 글레마 2017

ISBN 978-89-94081-77-9 (03510)

• 값은 뒤표지에 표기되어 있습니다.
• 제본이나 인쇄가 잘못된 책은 바꿔드립니다.

이 도서의 국립중앙도서관 출판시도서목록(CIP)은 서지정보유통지원시스템 홈페이지(http://seoji.nl.go.kr)와 국가자료공동목록시스템(http://www.nl.go.kr/kolisnet)에서 이용하실 수 있습니다.(CIP제어번호: CIP2017008794)